Overbeck/Franz (Hrsg.) Der Leistenschmerz des Sportlers

Springer
*Berlin
Heidelberg
New York
Barcelona
Budapest
Hong Kong
London
Mailand
Paris
Tokyo*

W. Overbeck   W. Franz   (Hrsg.)

Der Leistenschmerz des Sportlers

Differentialdiagnose und Therapie

Mit 29 Abbildungen

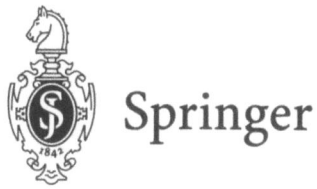

Prof. Dr. med. W. Overbeck
Ehem. Direktor der Chirurgischen Klinik
am Städtischen Krankenhaus Kaiserslautern
St. Quentin-Ring 77, 67663 Kaiserslautern

Dr. med. W. Franz
Facharzt für Chirurgie/Unfallchirurgie/Sportmedizin
Lutrina-Klinik
Karl-Marx-Straße 33, 67655 Kaiserslautern

Die Deutsche Bibliothek - CIP-Einheitsaufnahme
Der Leistenschmerz des Sportlers: Differentialdiagnose und Therapie / W. Overbeck;
W. Franz (Hrsg.). - Berlin; Heidelberg; New York; London; Paris; Tokyo; Hong Kong;
Barcelona; Budapest: Springer, 1995
ISBN-13: 978-3-642-79620-3   e-ISBN: 978-3-642-79619-7
DOI: 10.1007/978-3-642-79619-7
NE: Overbeck, Werner [Hrsg.]

Dieses Werk ist urheberrechtlich geschützt. Die dadurch begründeten Rechte, insbesondere die der Übersetzung, des Nachdrucks, des Vortrags, der Entnahme von Abbildungen und Tabellen, der Funksendung, der Mikroverfilmung oder der Vervielfältigung auf anderen Wegen und der Speicherung in Datenverarbeitungsanlagen, bleiben, auch bei nur auszugsweiser Verwertung, vorbehalten. Eine Vervielfältigung dieses Werkes oder von Teilen dieses Werkes ist auch im Einzelfall nur in den Grenzen der gesetzlichen Bestimmungen des Urheberrechtsgesetzes der Bundesrepublik Deutschland vom 9. September 1965 in der jeweils geltenden Fassung zulässig. Sie ist grundsätzlich vergütungspflichtig. Zuwiderhandlungen unterliegen den Strafbestimmungen des Urheberrechtsgesetzes.

© Springer-Verlag Berlin Heidelberg 1995
Softcover reprint of the hardcover 1st edition 1995

Die Wiedergabe von Gebrauchsnamen, Handelsnamen, Warenbezeichnungen usw. in diesem Werk berechtigt auch ohne besondere Kennzeichnung nicht zu der Annahme, daß solche Namen im Sinne der Warenzeichen- und Markenschutz-Gesetzgebung als frei zu betrachten wären und daher von jedermann benutzt werden dürften.
Produkthaftung: Für Angaben über Dosierungsanweisungen und Applikationsformen kann vom Verlag keine Gewähr übernommen werden. Derartige Angaben müssen vom jeweiligen Anwender im Einzelfall anhand anderer Literaturstellen auf ihre Richtigkeit überprüft werden.
SPIN: 10497128   24/3135-5 4 3 2 1 0 - Gedruckt auf säurefreiem Papier

Vorwort

Durch den Hochleistungssport, aber auch zunehmend bei sportlichen Betätigungen von der Jugend bis in das hohe Alter ergeben sich in bestimmten Prädilektionen Probleme durch die z. T. extreme Belastung. Besonders betroffen sind Gelenke der unteren Extremitäten, die Hüftgelenke, der Rücken und speziell beanspruchte Muskelgruppen. Besonders exponiert ist auch die Leistenregion. Seit Jahren beschäftigen wir uns mit Problemen in dieser Region und konnten mit Vorschlägen zur Diagnose, Differentialdiagnose und Therapie der Sportlerleiste deren besonderes Beschwerdebild abgrenzen. So lag es nahe, in einem Workshop Experten zu Worte kommen zu lassen und die Vielseitigkeit der Beschwerden und deren Abgrenzung aus der Sicht der wichtigsten Fachgebiete zu analysieren.

Grundlage aller Diskussionen ist die Kenntnis der anatomischen Strukturen. Herr Lierse, der leider so früh verstorbene Meister der funktionellen Anatomie, hat mit einem seiner letzten Beiträge diese Grundlage vermittelt.

Das Beschwerdebild ist vielseitig und betrifft übergreifend mehrere Fachgebiete. So stehen die Beiträge zur Differentialdiagnose am Anfang, gefolgt von Erörterungen zur Indikation für konservative und operative Therapie. Schließlich werden auch Prophylaxe und Rehabilitation als wichtige Parameter für den Erfolg konservativer und operativer Maßnahmen dargestellt.

Wir hoffen, daß die Ergebnisse des Workshop Interesse finden und zur Vertiefung der Kenntnisse der Probleme in dieser nicht nur für den Sportler wichtigen Körperregion beitragen können.

Kaiserslautern	W. Overbeck
im April 1995	W. Franz

Inhaltsverzeichnis

Anatomische Bemerkungen
und funktionelle Anatomie zum Leistenschmerz
W. Lierse 1

Der chronisch-rezidivierende Leistenschmerz
des Leistungssportlers
H. M. Sommer 8

Abduktorentendopathie beim Sportler –
muskuläre Ursachen
H. Hess 12

Differentialdiagnose
orthopädischer Leistenbeschwerden
Th. Hopf 15

Der Leistenschmerz aus neurologischer Sicht
U. Fuchs 29

Leistenschmerz bei Sportlerinnen –
differentialdiagnostische Besonderheiten
A. Thiel 33

Außergewöhnliche Differentialdiagnosen
bei chronischem Leistenschmerz
H.-P. Becker und W. Hartel 37

Überlegungen zur Differentialdiagnostik
und Röntgendiagnostik bei Leistenbeschwerden
A. Klümper 44

Herniendiagnostik durch Peritoneographie –
röntgenologischer Nachweis
klinisch nicht tastbarer Hernien
K. Fenn 53

Konservative Therapie der Leistenbeschwerden
bei Sportlern und Hochleistungssportlern
A. Klümper 58

Leistenschmerz –
chirotherapeutische Gesichtspunkte
E. Frölich 70

Ergebnisse der operativen Therapie
der Sportlerleiste –
eine prospektive Studie an 50 Patienten
W. Franz und W. Overbeck 79

Chronischer Leistenschmerz
nach Shouldice-Reparation primärer Leistenhernien
*D. Kupczyk-Joeris, H. W. Ch. Töns, V. M. Rötzscher
und V. Schumpelick* 86

Autorenverzeichnis

Dr. med. H.-P. Becker
Chirurgische Klinik, Bundeswehrkrankenhaus,
Oberer Eselsberg, 89081 Ulm

Dr. med. K. Fenn
Beethovenstraße 21, 76689 Karlsdorf-Neuthard

Dr. med. W. Franz
Facharzt für Chirurgie/Unfallchirurgie/Sportmedizin,
Lutrina-Klinik,
Karl-Marx-Straße 33, 67655 Kaiserslautern

Dr. med. E. Frölich
Leitender Arzt der Rheintal-Klinik,
Internist – Chirotherapie, 79189 Bad Krozingen

Dr. med. U. Fuchs
Facharzt für Neurologie/Psychiatrie,
Bartholomäusring 29, 67659 Kaiserslautern

Prof. Dr. med. W. Hartel
Steinhölzle 16, 89198 Westerstetten-Vorderdenkental

Prof. Dr. med. H. Hess
Direktor der Orthopädischen Klinik,
St. Elisabeth-Krankenhaus, 66740 Sarrlouis

PD Dr. med. Th. Hopf
Orthopädische Universitätsklinik und Poliklinik,
66421 Homburg-Saar

Prof. Dr. med. A. Klümper
Mooswald Klinik,
An den Heilquellen 6–8, 79111 Freiburg

PD Dr. med. D. Kupczyk-Joeris
Klinik für Chirurgie, St. Antonius-Hospital Eschweiler
Akademisches Lehrkrankenhaus der RWTH Aachen,
Dechant-Decker-Straße 8, 52249 Eschweiler

Prof. Dr. med. W. Lierse (†)
Universitätskrankenhaus Eppendorf,
Abt. Neuroanatomie,
Martinistraße 52, 20251 Hamburg

Prof. Dr. med. W. Overbeck
Ehem. Direktor der Chirurgischen Klinik
am Städtischen Krankenhaus Kaiserslautern,
St. Quentin-Ring 77, 67663 Kaiserslautern

Prof. Dr. med. V. M. Rötzscher
Chirurgische Klinik, Med. Fakultät der RWTH Aachen,
Pauwelsstraße 30, 52074 Aachen

Prof. Dr. med. V. Schumpelick
Direktor der Chirurgischen Klinik,
Med. Fakultät der RWTH Aachen,
Pauwelsstraße 30, 52074 Aachen

PD Dr. med. H. M. Sommer
Orthopädische Universitätsklinik,
Schlierbacher Landstraße 200a, 69118 Heidelberg

Dr. med. A. Thiel
Krankenhaus für Sportverletzte, Hellersen,
Paulmannshöher Straße 17, 58515 Lüdenscheid

Dr. med. H. W. Ch. Töns
Chirurgische Klinik, Med. Fakultät der RWTH Aachen,
Pauwelsstraße 30, 52074 Aachen

Anatomische Bemerkungen und funktionelle Anatomie zum Leistenschmerz

W. Lierse †

Der Schmerz ist ein Erlebnis, das in der Peripherie an Rezeptoren beginnt, über periphere Nerven in das Rückenmark gelangt und in der Großhirnrinde bewußt wird. Die Leitung wird im Rückenmark gebündelt (Vorderseitenstrangsystem) oder im Schema von Neuron: Neuron wie 1:1 (Hinterstrang mit Punktabbildung) zum Thalamus und dann zur Großhirnrinde geleitet. Die Erkennung schmerzender Regionen setzt das Erlebnis der Körperfühlsphäre voraus, die in der Kindheit erarbeitet wird. Ablenkungen der Aufmerksamkeit oder Steigerungen der peripheren Reize beeinflussen ebenso wie peripher oder zentral angreifende Pharmaka das Schmerzerlebnis. Der Leistenschmerz ist ein Schmerz in der Regio inguinalis, die zur Bauchwand gehört. Er kann u. a. ausgelöst werden durch Zug und Überlastung des Periostys über Muskelschlingen oder durch Druck und Überlastung des örtlichen Bindegewebes wie bei der Hernia inguinalis.

Die Bauchwand ist
- ein muskuloaponeurotisches Zuggurtungssystem, das durch Faszien verstärkt ist,
- über die Bauchpresse ein Teil des Atmungsapparates, ein Teil des Defäkations- und Miktionsapparates, ein Teil des Wehenapparates,
- ein Teil des intraperitonealen „Ordnungssystems" der Darmbewegungen,
- ein Teil des ventralen Verspannungssystems der aufrechten Körperhaltung im Stand und in der Bewegung des Rumpfes und der Beine, das auch aus Muskelschlingen besteht.

Das *Zuggurtungssystem* besteht aus den schrägen und geraden Bauchmuskeln, die in Aponeurosen übergehen und in der Linea alba miteinander verschränkt sind. Das System wird erweitert durch muskuläre und andere Faszien. Faszien umhüllen, im Scherengitter verwoben, die Muskeln und tapezieren in doppelter Lage die Bauchwand, Aponeurosen sind straffe Fortsetzungen des muskulären Zuges.

Zwei *Faszien* sind eigenständig und bilden gewissermaßen ein Trikot: die Fascia abdominis superficialis und die Fascia transversalis. Sie weisen auch einige lokale Besonderheiten auf.

Die Fascia abdominis superficialis bedeckt die gesamte Bauchwand. Sie teilt sich im Unterbauch in ein oberflächliches Blatt (Camper-Faszie) und ein tiefes (Scarpa-Faszie) Blatt. Das oberflächliche Blatt setzt sich auf die Fascia lata und die Tunica dartos des Skrotums fort. Das tiefe Blatt heißt am Skrotum Colles-Faszie.

Jeder platte und schräge Muskel der vorderen Bauchwand hat seine Muskelfaszie, die sich vom Muskel trennen läßt. Das gilt für den M. obliquus externus abdominis wie für den M. obliquus internus abdominis und den queren und den geraden Muskel der Bauchwand. Der äußere schräge Muskel hat demnach eine oberflächliche und eine tiefe Faszie. Die beiden Blätter der Faszie des äußeren schrägen Bauchmuskels bleiben am Lig. inguinale getrennt und liegen auf der Aponeurose des Muskels (Lig. inguinale). Sie fusionieren am oberflächlichen Leistenring zusammen mit der Fascia abdominis superficialis zur Fascia spermatica externa und bedecken den Funiculus spermaticus. Im allgemeinen reichen nur Faszienteile auf den Funiculus spermaticus; selten kann man auch aponeurotische Fasern beteiligt sehen; es sind dann abgesprengte interkrurale Fasern.

Die Fascia abdominis superficialis, oberflächliche Bauchwandfaszie, teilt sich im Unterbauch in

– ein oberflächliches Lager = Camper-Faszie, fettgewebehaltig, setzt sich fort als Fascia perinei superficialis (Damm), Tunica dartos (Skrotum), Fascia lata (Oberschenkel),
– ein tiefes Lager = Scarpa-Faszie, derb, setzt sich fort als Colles-Faszie (Penis), Fascia spermatica externa auf dem Funiculus spermaticus.

Die Trennung der Blätter der oberflächlichen Faszien am Unterbauch ist schwierig und hängt vom Beschreiber ab.

Die *Fascia transversalis* ist wesentliches Bauelement der vorderen Bauchwand, der Inguinal- und Schenkelregion. Die gesamte Innenfläche der vorderen Rumpfwand ist bedeckt von der Fascia transversalis, sie hat keine Trennung in der Linea alba. Die Fascia transversalis variiert in Straffheit und Dicke bei Individuen und auch bei einer Person in Abhängigkeit vom Alter und der Körperseite. Im allgemeinen ist die Fascia transversalis besonders dünn im Oberbauch und besonders dick an der lateralen Bauchwand. Die stärkste Ausprägung hat sie in der Inguinalregion. An der Linea semilunaris teilt sich die Faszie in 2 Blätter: Das eine Blatt bleibt auf der Aponeurose des M. transversus abdominis angelötet und zieht vor den M. rectus abdominis, das andere Blatt bleibt hinter dem M. rectus abdominis liegen und bildet die dorsale Lamelle der Rektusscheide. Der Teil der Fascia transversalis (Muskelfaszie), der vor dem M. rectus abdominis liegt, teilt sich noch einmal in 2 Blätter auf, um den M. pyramidalis zu umkleiden. Diese Muskelfaszien sind deutlich von den Aponeurosen trennbar.

Die Teile der Faszie des M. transversus abdominis und seiner Aponeurose, die ventral des M. rectus liegen, haben zu zahlreichen Deutungen und Beschreibungen verschiedenartigster Bänder und Muskeln geführt: der M. interfoveolaris ist eine Abspaltung des M. transversus abdominis, und das Lig. iliopubicum ist eine Verstärkung der Fascia transversalis.

Die *Bauchmuskeln* sind Teil eines muskuloaponeurotischen Verspannungssystems und Teile von Muskelschlingen. Eine wichtige *Muskelschlinge,* die im Rahmen des Leistenschmerzes von Bedeutung ist, ist die Schlinge die von den (Mm. adductores, M. obliquus abdominis externus, M. serratus anterior, Mm. rhomboidei und dem transversospinalem System des Erector spinae gebildet wird (Abb. 1,

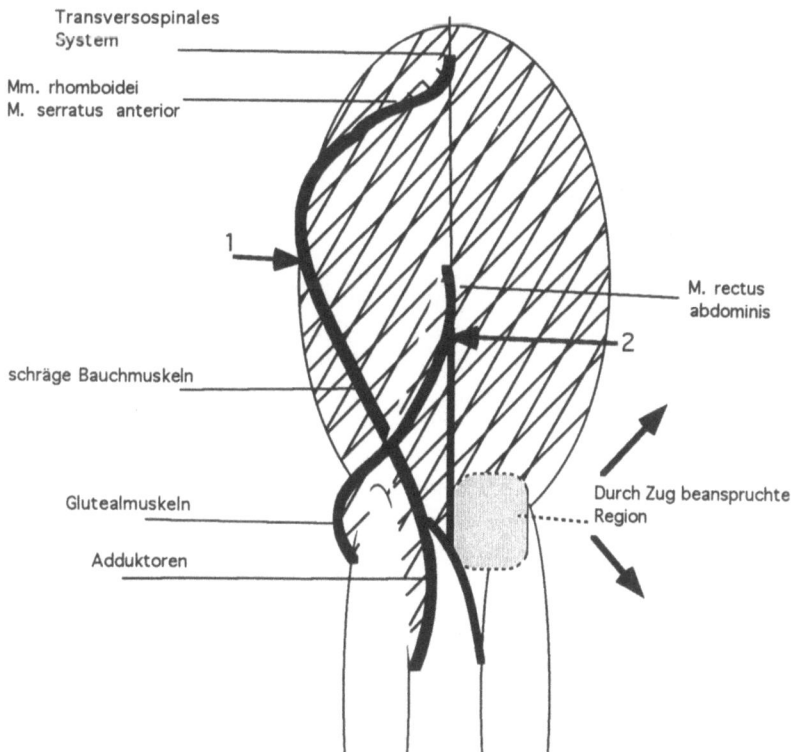

Abb. 1. Muskelschlingen, die auf die Leistenregion wirken: Schlinge *1*, Schlinge *2*

Schlinge 1). Dieses Muskelschlingensystem wird von Knochen unterbrochen, die innerhalb der Schlinge mehr oder weniger beweglich oder unbeweglich sind: Becken (weitgehend Festpunkt), Rippen (beweglich), Schulterblatt (sehr beweglich) und Wirbelsäule (wenig beweglich). Knochen, die wenig beweglich sind, werden am Periost mehr beansprucht als bewegliche Knochen. Dieses kann zu periostalen Reizungen, besonders am Ansatz z. B. der Adduktorenmuskeln, führen. Die Schlinge wirkt bei Seitneigungen und der Drehungen des Rumpfes, Bewegungen, die besonders bei Sportlern geübt werden (z. B. Kugelstoßen, Diskuswerfen, Hürdenlauf, Fußball, Golf). Eine andere wichtige Schlinge besteht aus dem M. rectus abdominis und den Glutealmuskeln. Sie stellt das Becken steil oder flach und beeinflußt so die Lordosierung der Lendenwirbelsäule (Abb. 1, Schlinge 2).

Weitere Gründe des Leistenschmerzes sind Hernien dieser Region.

Die Bauchdecke hat Regionen, in denen aus entwicklungsgeschichtlichen Gründen (Descensus testis, physiologischer Nabelbruch, Nabelgefäße) die muskuloaponeurotische Konstruktion weniger fest ist: die Nabel- und die Inguinalregion. In beiden Regionen kommen Brüche vor. Als zentrales Problem wird bei der Verfahrenswahl der Herniotomie die Rekonstruktion der Hinterwand des Leistenkanals angesehen. Die Hinterwand besteht aus der Fascia transversalis und ihren Verstärkungen. Die Fascia transversalis ist zweiblättrig: ein Blatt liegt dem Muskel an, das andere ist die Unterlage des Peritoneums.

Fascia transversalis in der Inguinalregion. Die gesamte Innenfläche der vorderen Rumpfwand ist, wie oben ausgeführt, von der Fascia transversalis bedeckt. Sie besteht in der Inguinalregion aus einem Arkadenwerk, das bis zur Linea arcuata hinaufreicht und nach kaudal an die Schenkelgefäße grenzt. Sie ist eine Tapete, die den Canalis inguinalis passiert und auch die Schenkelkanäle auskleidet. An den Schenkelöffnungen unterhalb des Leistenbandes gibt es keine Leitstruktur wie den Processus vaginalis peritonei oberhalb des Leistenbandes im Inguinalkanal. An der Lacuna vasorum et musculorum heftet sich die Fascia transversalis an die Iliakalgefäße und die Muskelfaszie des M. iliopsoas an. Die Fascia transversalis wird unterschiedlich beschrieben: als Aponeurose, als Membran, als verstärkte Fettschicht, als Grenzlamelle des Peritoneums.

Die Fascia transversalis variiert in Straffheit und Dicke bei Individuen. Im allgemeinen ist die Fascia transversalis besonders dünn im Oberbauch und besonders dick an der lateralen Leibeswand. In der Linea semilunaris teilt sich die Faszie in 2 Blätter: Das eine Blatt bleibt auf der Aponeurose des M. transversus abdominis angelötet und zieht vor den M. rectus abdominis, das andere Blatt bleibt hinter dem M. rectus abdominis liegen und bildet die dorsale Lamelle der Rektusscheide. Der Teil der Fascia transversalis (Muskelfaszie), der vor dem M. rectus abdominis liegt, teilt sich nochmal in 2 Blätter auf, um den M. pyramidalis zu umkleiden. Diese Muskelfaszien sind deutlich von den Aponeurosen trennbar.

Zwischen dem Peritoneum und der Fascia transversalis liegt Bindegewebe, das unterschiedlich bezeichnet wird: Tela subserosa, präperitoneales Bindegewebe oder präperitoneales Fettgewebe.

Dieses Bindegewebe variiert stark in Ausrichtung, Straffheit und Menge seiner Bindegewebefasern. Locker und gefäßhaltig ist es im Inguinalkanal. Es enthält hier die auf der Fascia spermatica interna ziehenden Blutgefäße und Nerven.

Die Fascia transversalis bedeckt als dorsale Tapete die Inguinalregion, sie setzt sich am Anulus inguinalis profundus als Fascia spermatica interna auf den Funiculus spermaticus fort. An der Fascia transversalis werden dicht oberhalb des Leistenbandes besondere Strukturen unterschieden:

- Schlinge der Fascia transversalis am Anulus inguinalis profundus (Henle),
- Fascia spermatica interna als Fortsetzung der Faszie auf den Funiculus spermaticus,
- Gefäßscheide der A. und V. epigastrica inferior mit Lig. interfoveolare,
- lateraler Rand des M. rectus abdominis mit Falx inguinalis.

Die Fascia transversalis reicht von der Leistenregion aus mit Fasern weit nach kranial fast bis zum Nabel. Sie bestehen aus lockeren und straffen Anteilen und bilden vertikale, schräge, transversale und bogenförmige Züge.

Vertikale Pfeiler der Fascia transversalis. Von medial nach lateral geordnet streben folgende verstärkte Züge nach kranial:

- in der Linea alba,
- am lateralen Rand des M. rectus abdominis,
- als Gefäßscheide der epigastrischen Gefäße und des Lig. interfoveolare,
- als Transversalisschlinge (Henle) am tiefen Inguinalring.

Der *Transversalisbogen* (Arcus m. transversi abdominis) ist der untere Rand der Transversusaponeurose und liegt oberhalb des Anulus inguinalis profundus. Der *Tractus iliopubicus* (Thompson) und das *Lig. pubicum* (Cooper) werden sichtbar nach Durchtrennung des Lig. inguinale. Ihre Fasern verlaufen zunächst parallel zu denen des

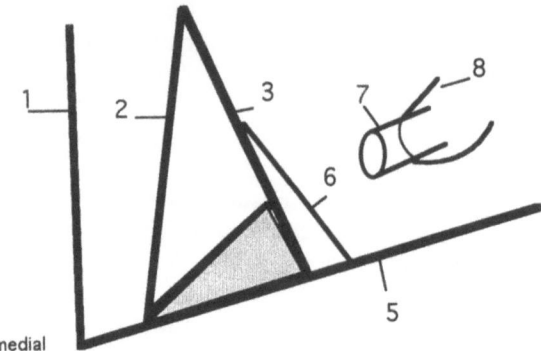

Abb. 2. Das Hesselbach-Dreieck in der linken Inguinalregion: *1* Linea alba, *2* lateraler Rektusrand, *3* epigastrische Gefäße, *4* Hesselbach-Dreieck, *5* Lig. inguinale, *6* Lig. interfoveoläre, *7* Funiculus spermaticus, *8* Henle-Schlinge

Leistenbandes und setzen sich dann nach kaudal fort in die Femoralgefäßscheide oder sie sind mit dem Periost des Pecten ossis pubis fester verwachsen. Das Leistenband (*Lig. inguinale*) selbst ist der untere verstärkte Rand der Aponeurose des M. obliquus externus.

Das *Hesselbach-Dreieck* ist eine Schüsselstruktur zum Verständnis von Herniotomien. Es wird begrenzt (Abb. 2):

- medial/kranial vom lateralen Rand des M. rectus abdominis (2. vertikaler Pfeiler der Fascia transversalis) und vom Unterrand des M. transversus abdominis („Arcus M. transversi abdominis", „transversus abdominal arch", oberer Querpfeiler),
- lateral von der Gefäßscheide der A. und V. epigastrica inferior (3. vertikaler Pfeiler der Fascia transversalis),
- kaudal vom Lig. inguinale oder iliopubicum (Cooper) als unterer Querpfeiler. Die Spitze des Dreiecks sieht nach medial zur Falx inguinalis.

Das Dreieck ist beim Mann deutlicher als bei der Frau. Im weiblichen Situs gibt es wegen des flachen Beckens fast kein Dreieck. Lateral vom Hesselbach-Band tritt der Funiculus spermaticus (Lig. teres uteri) durch die Bauchwand. Sie werden von einer U-förmigen Schlinge umfangen, die nach kranial offen ist (Transversalisschlinge von Henle). Die Spannung der Transversalisschlinge ist abhängig vom Spannungszustand des M. transversus abdominis. Lähmung oder Insuffizienz öffnen den Anulus inguinalis profundus und begünstigen die Hernienentstehung (Hernia inguinalis indirecta).

Jede Erhöhung des Bauchinnendruckes (Heben, Tragen, Husten, chronische Bronchitis) wirkt mehr oder weniger auf das muskuloaponeurotische System mit seinen unterstützenden Faszien und schwächenden Lücken. Da diese Lücken individuell größer oder kleiner sind, werden sie bei geblähtem Bauch und nachfolgendem Druck aufgedehnt und zur Hernienpforte. Durchtretende Nerven wie der R. genitalis, N. genitofemoralis sind die peripheren Schmerzleitungsbahnen. Die Muskelschlingen, die Dreh- und Neigungsbewegungen des Rumpfes, Adduktionsbewegungen der Beine oder die Lateroposition des Beckens bewirken, beanspruchen an ihren Knochenansätzen das Periost in der Leistenregion.

Der chronisch-rezidivierende Leistenschmerz des Leistungssportlers

H. M. Sommer

Als die wohl häufigste Ursache des chronisch-rezidivierenden Leistenschmerzes des Leistungssportlers läßt sich die Tendomyopathie der beugeseitigen Hüftmuskulatur und der Abdominalmuskulatur bezeichnen. Differentialdiagnostisch sind davon v. a. die weiche Leiste bzw. Leistenhernie, aber auch das Überbelastungssyndrom des Hüftgelenkes unter Einbeziehung der Ermüdungsfraktur des koxalen Femurendes abzugrenzen. Dementsprechend umfangreich sollten auch die diagnostischen Maßnahmen sein, damit eine ausreichend zielgerichtete Therapie erfolgen kann.

Die Erfahrung aus einer Sportambulanz mit ca. 4000 Patienten pro Jahr weist dabei auf die Tendomyopathie als die häufigste Ursache des chronisch-rezidivierenden Leistenschmerzes hin. Häufig müssen sie als Begleitursache des Leistenschmerzes im Gefolge der genannten anderen Differentialdiagnosen einbezogen werden. In den folgenden Ausführungen soll deshalb auf die Ursache der Tendomyopathie der Hüftregion und deren Behandlungsstrategie v. a. bei einem chronischen Verlauf diskutiert werden.

Prinzipiell darf davon ausgegangen werden, daß nicht nur die Tendomyopathien, sondern auch die weiche Leiste, die Leistenhernie und das Überbelastungssyndrom des Hüftgelenkes Ausdruck einer absoluten oder relativen Minderbelastbarkeit der jeweiligen Gewebestrukturen sind. Diese Gewebestrukturen zeigen gemeinsam ein viskoelastisches, d. h. geschwindigkeitsabhängiges, elastomechanisches Verhalten. Dementsprechend ist davon auszugehen, daß sehr hohe und sehr niedrige Verformungsgeschwindigkeiten die Wahrscheinlichkeit einer Überbeanspruchung, d. h. plastischen Verformung, dieser Strukturen erhöhen. Von einer gleichförmigen, kontrollierten Bewegung dürfen danach allein günstige Belastungsbedingungen erwartet werden, nicht aber von abrupten und unkontrollierten Bewegungen.

In bezug auf die Tendomyopathie der Leistenregion bedeutet dies, daß eine Bewegungseinschränkung des Hüftgelenkes mit einer Verkürzung v. a. des M. rectus femoris , der Mm. adductores, des M. gracilis bzw. M. sartorius zu Ausweichbewegungen führen, die regelmäßig diese Verkürzungen verstärken, den inneren Widerstand dieser Muskulatur erhöhen und somit jede Bewegung in diesem Gelenk abrupt begrenzen.

Bewegungseinschränkung bedeutet außerdem Ausweichbewegungen, die in der Regel unkontrolliert sind, da sie aus der physiologischen Bewegungsebene herausfallen und somit keine ausreichende muskuläre Führung bieten. Die Ausweichbewegung des Hüftgelenkes bedeutet in der Flexionsphase verstärkte Innenrotation und Adduktion des Femurs, in der Extensionsphase häufig verstärkte Außenrotation. In jedem Fall erfolgt die Gliedmaßenstabilisation abrupt und erhöht die Wahrscheinlichkeit einer Überbeanspruchung.

Der im Falle einer Bewegungseinschränkung zu erwartende Belastungsvorgang wird noch ungünstiger, wenn Schmerzen den inneren Widerstand der betroffenen Muskulatur erhöhen: Verstärkte Beanspruchungen der ohnedies überbeanspruchten muskulotendinösen, tendinösen und Insertionsbereiche sind die Folge ungünstiger räumlicher (in Folge einer Ausweichbewegung) und zeitlicher (in Folge zu hoher Muskelwiderstände) Kraftverteilungen.

Die eigentliche Ausgangsursache muß in einer stets typischen Muskeldysbalance gesehen werden, die wiederum in einer für den Haltungs- und Bewegungsapparat des Menschen systemimmanenten Fehlhaltung zu begründen ist:

- Hyperlordose der Lendenwirbelsäule, induziert durch eine Insuffizienz der Abdominalmuskulatur und verstärkt bzw. unterstützt durch einen mehr oder wenig fixierten Rundrücken,
- Ventralabkippung des Beckens, was einerseits die Hyperlordose der Lendenwirbelsäule bestimmt und andererseits von dieser vorgegeben wird
- Ausweichbewegung des Femur bei Flexion des Hüft- und Kniegelenkes in die Innenrotation und Adduktion.

Dementsprechend muß von einer zumindest relativen Insuffizienz v. a. der Mm. abdominales, Mm. glutaeus und ischiocrurales gegenüber den M. iliopsoas und M. rectus femoris gesprochen werden, die mit einer Fehlhaltung des Rumpfes einhergeht. Da selbst eine freie Beweglichkeit des Beckengürtels v. a. in der Ermüdung weder die ideale Beckenaufrichtung noch die kontrollierte Bewegung garantiert bzw. die Ausweichbewegung verhindert, muß eine Beseitigung der Muskeldysbalance des Beckengürtels die Rumpfstabilisierung in der optimalen Aufrichtung zum obersten Gebot erheben. Mit einer danach ausgerichteten Behandlungsstrategie lassen sich diese Muskeldysbalancen nicht nur beheben, sondern auch vermeiden.

In EMG-Studien ließ sich nachweisen, daß eine maximale Beeinflussung der hier diskutierten Muskelverkürzungen nur in der maximalen Becken- und Wirbelsäulenaufrichtung zu erwarten ist. Ganz offensichtlich garantiert auch nur diese Haltung die ausreichende reflektorische antagonistische Hemmung bzw. Detonisierung. Die Nutzung dieses spinalen Reflexes ermöglicht das Training einer verkürzten Muskulatur ohne die Nachteile einer Schmerzproduktion, wie sie bei der sonst üblichen Stretchinggymnastik im Moment der Beübung oder danach kaum zu vermeiden ist. Da aber Schmerzen neuerliche Verkürzungen bewirken, wird mit einer auch noch so gut gemeinten diesbezüglichen Gymnastik ein Circulus vitiosus aufgebaut, der kaum zu durchbrechen ist.

Selbst bei Spitzensportlern darf davon ausgegangen werden, daß die genannten Haltungskriterien nicht erfüllt werden. Die Abdominalmuskulatur, insbesondere die schräge Abdominalmuskulatur, erscheint insuffizient. Kennzeichnenderweise läßt sich dieser Abdominalmuskelanteil allein in der maximalen aktiven Wirbelsäulenaufrichtung und gleichzeitigen Gegenspannung der Rückenmuskulatur einsetzen. Mit der aktiven Aufrichtung des Beckens lassen sich laut EMG-Studie Gluteal- und Ischiokruralmuskulatur in idealer Ausprägung rekrutieren. Das Prinzip von Spannung und Gegenspannung garantiert maximale Trainingsreize, sofern die ideale Rumpfhaltung gewahrt bleibt. Damit lassen sich zusätzlich zu einem perfekten Bauchmuskeltraining Ganzkörperspannungsübungen in Rücken-, Bauchlage und im Stand so einsetzen, daß nicht nur eine Koordinationsschulung durch die Wiederherstellung einer Muskelbalance, sondern auch ein maximales Krafttraining durch eine gegenseitige Muskelverspannung mit einem maximalen Trainingsreiz stattfindet.

Das Prinzip dieser Übungen entspricht den Grundvorstellungen, wie sie aus der Krankengymnastik nach Brunkow und Vojta bekannt sind. Damit ist dieses Training statisch ausgerichtet und wird erst langsam und allmählich dynamisch. Es ist zu ergänzen durch ein kontrolliertes Lauf- und Sprungkrafttraining, sofern dies schmerzfrei möglich ist.

Die erfolgreiche Anwendung setzt den vorherigen Ausschluß der genannten Differentialdiagnosen voraus. Das Überbelastungssyndrom der Rektusaponeurose läßt sich in diese Behandlungsstrategie einbeziehen.

Es wäre zu überprüfen, ob die Form des komplexen Abdominal- und Rückenmuskeltrainings nicht auch bei der Nachbehandlung einer operativ versorgten weichen Leiste oder Leistenhernie im Sinne einer frühfunktionellen Behandlung ohne Rezidivgefährdung anzuwenden ist. Möglicherweise könnte eine solche frühfunktionelle Behandlung die Rezidivneigung dieser Operationen zusätzlich reduzieren helfen.

Literatur

Sommer HM, Rohrscheidt Ch v, Arza D (1988) Prophylaxe von Überbelastung und Verletzung des Haltungs- und Bewegungsapparates im Sport durch alternative Gymnastik. Lehre Leichtathletik 1763:38–39

Sommer HM, Rohrscheidt Ch v (1988) Zentrale Fehlsteuerungen als Ursache von Bewegungsstörungen im Leistungssport? Sportverletzung Sportschaden 1:10–14

Sommer HM, Cotta H (1989) Die Reaktion der Sehne auf verschiedene Formen der Belastung und Überbelastung. Hefte Unfallheilk 203:11–19

Sommer HM, König M, Krämer KL (1992) Sportmedizin und Sportorthopädie. In: Krämer KL, Stock M, Winter M (Hrsg) Klinikleitfaden Orthopädie. Jungjohann, Neckarsulm Stuttgart, S 173–190

Sommer HM, Rohrscheidt Ch v, Krämer B (1990) Systemgymnastik. TV-Teaching-Lehrfilme auf Video. Hollein, Königsbrunn

Sommer HM, Rohrscheidt Ch v, Krämer B (1992) Alles im Lot. TV-Teaching-Lehrfilme. Hollein, Königsbrunn

Abduktorentendopathie beim Sportler – muskuläre Ursachen

H. Hess

Der chronische Leistenschmerz, der insbesondere beim Fußballer anzutreffen ist, spielt eine erhebliche Rolle in der sportmedizinischen Praxis. Die Beschwerden werden in der Regel lokalisiert auf den Adduktorenursprung und den Ansatz des M. rectus abdominis. Nicht selten jedoch ist die Symptomatik auch diffuser Art mit ausstrahlenden Beschwerden in die Hüftgelenke, in die Bauchdecke, zur Analregion oder in die Wirbelsäule.

Die Ursachen für die Beschwerden sind ebenso vielfältig wie die hierdurch hervorgerufenen Schmerzäußerungen. Der erweiterte schmerzhafte Leistenring bei der sog. „weichen Leiste", der oft in Kombination mit der Adduktorentendopathie anzutreffen ist, bedarf der operativen Korrektur.

Häufig ist jedoch eine Störung der Muskelbalance und als deren Folge ein Überlastungsschmerz an den Muskelinsertionen festzustellen. In erster Linie sind der M. adductor longus und der M. gracilis, seltener die übrigen Adduktoren, an den Ansätzen und teilweise auch in ihrem Verlauf druckempfindlich. Bandini hat schon 1948 hierfür den Ausdruck „Rektusadduktorensydnrom" geprägt, der auch aus anatomischen Gründen seine Berechtigung hat, denn im Prinzip verläuft vom unteren Rippenbogen bis zum Kniegelenk eine durchgehende Muskelplatte, die nur in Höhe der Leiste durch Einschaltung knöcherner bzw. sehniger Insertionsstellen unterbrochen wird. Es handelt sich bei den Adduktorenmuskeln beim Sportler um hochtrainierte Muskeln mit hoher Kraftentfaltung und relativ großem Querschnitt. So ist z. B. der M. adductor magnus einer der größten Muskeln des Körpers überhaupt. Die sehnige Verankerung dieser Muskeln ist jedoch im Knochen auf sehr schmale Bezirke beschränkt, so daß hier zwangsläufig hohe Kraftspitzen auftreten müssen. Gerade die Muskeln der Adduktorengruppe sind bei zahlreichen Sportlern extrem hoch auf Kraft trainiert, ihre muskulären Gegenspieler häufig kontrakt und die Bauchmuskelatur oft relativ schwach entwickelt.

Die Adduktoren sind von herausragender Bedeutung für die passive Sicherung des Beckens bei sämtlichen forcierten Bewegungsabläufen. Da die Adduktoren mit dem kleineren Teil ihrer Muskelmasse vor der Beugeachse des Körpers und mit dem größeren Anteil dahinter angeordnet sind, müssen sie gemeinsam mit den kleinen Glutealmuskeln das Becken auf dem Standbein ausbalancieren. Hier werden also bei einigen Sportarten, enorme Kräfte insbesondere z. B. beim Fußballsport, übertragen. Auch die schräge Bauchmuskulatur und der M. rectus abdominis sind in hohem Ausmaß an der Kraftübertragung mitbeteiligt, weil fast alle Bewegungsabläufe mit einer rotatorischen Komponente des Oberkörpers einhergehen.

Häufig ist dann das komplette Bild des chronischen Leistensyndroms mit Insertionstendopathie der Adduktoren und des M. rectus abdominis sowie eine Insuffizienz der tragenden Strukturen des Leistenkanals gegeben. Hierbei sind die Beschwerden und der Befund so komplex, daß sie mit einer einfachen Adduktorentendopathie gar nicht verwechselt werden können.

Die *Therapie* richtet sich nach dem bei der Untersuchung festgestellten pathologischen Substrat. Funktionelle und statische Störungen müssen selbstverständlich durch Einlagen, Schuhänderungen u. ä. behandelt werden. Wegen der häufigen Kontrakturen einzelner Muskelgruppen, insbesondere z. B. des M. iliopsoas, muß hier eine sorgfältige Untersuchung der einzelnen Muskeln durchgeführt werden, wobei dann eine krankengymnastische Übungsbehandlung mit Dehnung der betroffenen Muskeln und Erweiterung ihres Bewegungsspiels, unterstützt durch tiefe Querfriktionen einsetzen muß.

Die operative Therapie kommt dann zum Einsatz, wenn sämtliche konservativen Maßnahmen, auch bei geduldiger Anwendung, versagt haben. Bei der „offenen Leiste" kann man sich ohnehin die gesamte konservative Therapie sparen, da hier nur die operative Verstärkung der Schwachstelle einen Sinn hat.

Die klassische Adduktorentenotomie wurde an unserer Klinik bei mehr als 1.600 operierten Tendopathien in über 400 Fällen durchgeführt. Wir diszidieren hierbei sehr sparsam den Ursprung des M. gracilis bzw. auch des M. longus unmittelbar an der knöchernen Insertion und exzidieren die fast immer anzutreffenden chronisch veränderten Bezirke in der Sehne. Die knöcherne Insertionsstelle wird entweder mit dem Luer oder mit dem Meißel vorsichtig dekortiziert. Aus diesem Grunde können wir uns das von anderen Autoren empfohlene Anbohren der Insertion sparen. Nach Ausschälen des Narbengewebes werden dann die Sehnenbündel zur Vemeidung einer größeren Dehiszenz an die übrigen Adduktoren und die Muskelhüllen wieder angeheftet. Wenn diese Adduktorentenotomie als großzügige Totalablösung der gesamten Adduktorenbündel durchgeführt wird, sieht man nicht selten langwierige Heilungsphasen mit erheblichen koordinativen und funktionellen Störungen des Bewegungsablaufs. Deshalb sollte man diese Operation sehr sparsam ausführen, aber dennoch die veränderten Bereiche in den Sehnen sauber exzidieren. Es empfiehlt sich, eine Saugdrainage einzulegen, da oft gerade in der weichen Leistenregion trotz sorgfältiger Blutstillung unangenehme Hämatome entstehen können.

Gelegentlich wird bei entsprechendem Beschwerdebild die Adduktorentenotomie kombiniert mit einer Diszision der Vorderwand der Rektusscheide mit einer Verbreiterung des Rektusansatzes. Der Muskelansatz kann durch eine Art Griffelschachtelplastik verstärkt werden.

Die postoperative Nachsorge ist sowohl bei den einfachen als auch bei den kombinierten Operationen einfacher Natur, da in den ersten Tagen die Operierten am besten mit Entlastung einer Gehstütze einfach nur etwas herumlaufen dürfen und die krankengymnastische Übungsbehandlung sehr vorsichtig sein muß. Nach der Krankenhausentlassung beginnt eine stufenweise aufgebaute Rehabilitation mit Einsatz von PNF-Technik, Dehnung der Narbe und einem gezielten, aber schonenden Kraftaufbau. Trainingsbeginn ist i. allg. 6 Wochen nach Operation möglich, eine volle Sportfähigkeit ist meist nach 10–12 Wochen erreicht.

Differentialdiagnose orthopädischer Leistenbeschwerden

Th. Hopf

Problematik

Leistenbeschwerden treten als Symptom unterschiedlicher krankhafter Prozesse auf und stellen eine besondere diagnostische Herausforderung dar. Die klinische Untersuchung wird dadurch erschwert, daß in der Leiste viele anatomische Strukturen auf engstem Raum gedrängt sind. Außerdem ist die Leiste oft Schmerzprojektionsfeld entfernt liegender Krankheitsherde. Zum dritten können Prozesse, wie z. B. ein Senkungsabszeß, aus der Umgebung in die Leiste wandern und dort Beschwerden hervorrufen, während der ursprüngliche Krankheitsherd unerkannt bleibt.

Die Ursachen akuter oder chronischer Leistenbeschwerden sind daher vielfältig und die diagnostische Abklärung muß dem Rechnung tragen. Neben einer gründlichen klinischen Untersuchung ist immer eine Röntgenaufnahme des Beckens erforderlich. Niemals darf eine Untersuchung des äußeren Leistenkanals unterlassen werden. Die Aufdeckung entzündlicher und tumoröser Erkrankungen erfordert eine Laboruntersuchug (BSG, Blutbild, evtl. Differentialblutbild, CRP). Die weitere Diagnostik kann Szintigramm, Computertomographie und Kernspintomographie notwendig machen. Eventuell muß das Urogenitalsystem durch fachurologische bzw. fachgynäkologische Untersuchung abgeklärt werden.

Im folgenden sollen die häufigsten orthopädischen Ursachen von Leistenbeschwerden nach Krankheitsgruppen geordnet aufgeführt werden.

Verletzungen

Verletzungen des knöchernen Skeletts betreffen meist die Schenkelhalsregion (Abb. 1). Während *Schenkelhalsfrakturen* i. allg. keine diagnostischen Probleme bereiten, sind Fissuren oder unverschobene Abduktionsfrakturen manchmal nur mit Röntgenziel- oder Schichtaufnahmen zu erfassen. Vordere *Beckenringfrakturen* gehen ebenfalls

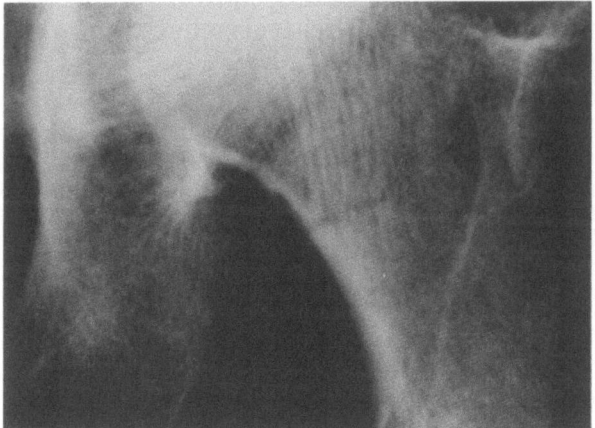

Abb. 1. Schenkelhalsfissur bei 65jährigem Mann nach Sturz – nur auf der Zielaufnahme zu erkennen

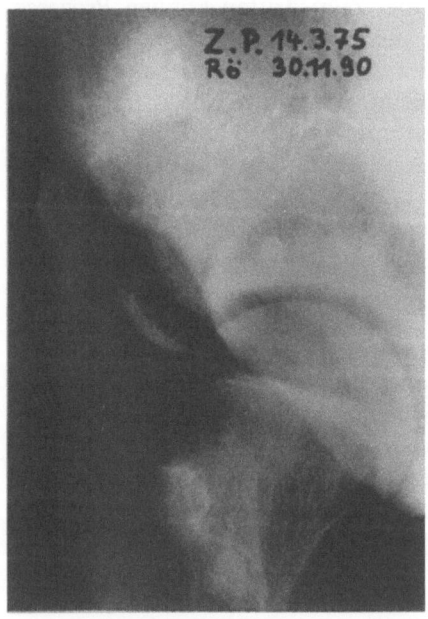

Abb. 2. Schalenförmiger knöcherner Ausriß des M. rectus femoris bei 15jährigem Schüler. Akute Verletzung beim Grätschsprung (Fußball)

mit akuten Leistenschmerzen einher und lassen sich meist radiologisch einfach diagnostizieren. Es muß aber bedacht werden, daß die Frakturregion durch den Gonadenschutz verdeckt sein kann. Bei Verdacht ist eine weitere Aufnahme ohne Gonadenschutz anzufertigen.

Knöcherne Muskelausrisse sind bei jüngeren Sportlern nicht selten. Betroffen sind meist der Ursprung des M. rectus an der Spina iliaca anterior inferior, die Ursprünge der Adduktoren am Schambein und der Ischiokruralmuskeln am Sitzbein. Die schalenförmigen Ausrisse stellen sich im Nativröntgenbild meist gut dar, Rektusausrisse erfordern manchmal Schrägaufnahmen (Abb. 2).

Muskel- und Sehnenrisse im Leistenbereich betreffen meist die oben erwähnten Muskeln, es können aber auch die Ansätze der Bauchmuskulatur und das Leistenband am Schambein betroffen sein. Die Diagnose läßt sich klinisch, aber noch besser sonographisch stellen. Schwierig ist es aber oft, festzustellen, welches Ausmaß des Muskelquerschnitts durch die Ruptur betroffen ist, besonders wenn der Patient verspätet kommt und die tastbare Muskellücke durch Hämatom aufgefüllt ist. In diesen Fällen schafft ein Kernspintomogramm Klärung.

Entzündliche Erkrankungen

Entzündliche Erkrankungen des Hüftgelenkes, wie Arthritiden und Synovitiden, stellen eine der häufigsten orthopädischen Ursachen für Leistenschmerzen dar. Die diagnostische Abgrenzung gegen andere Prozesse ist klinisch meist leicht möglich. Durch manuellen Druck, aber auch durch Bewegung im Hüftgelenk, besonders Rotationsbewegungen, wird der Schmerz typischerweise verstärkt.

Seltener ist eine Bursitis des M. psoas die Ursache von Leistenschmerzen. Sie kommt entweder abakteriell als Reizsynoviitis, aber auch im Zuge einer rheumatoiden Erkrankung vor. Davon abzugrenzen sind Senkungsabszesse, die sich von der Lendenwirbelsäule her kommend entlang der Psoasscheide nach distal ausbreiten und unter dem Leistenband hervortreten. Typisches Symptom einer Psoasaffektion ist die schmerzhafte Beugekontraktur im Hüftgelenk. Klinisch besteht eine heftige Schmerzreaktion bei passiver Streckung und aktiver Beugung der Hüfte. Die Abgrenzung zwischen reaktiver, rheumatoider und purulenter Entzündung gelingt durch die Labordiagnostik, das CT oder Kernspintomogramm.

Auch Osteomyelitiden des Beckens oder des proximalen Femurs verursachen oft als einziges Symptom Leistenschmerzen (Abb. 3). Diagnostisch wichtig ist die sorgfältige Palpation, evtl. besteht ein Beckenkompressionsschmerz, die Hüftgelenksbeweglichkeit ist meist frei. Die Diagnose ist im Verbund mit den Laborwerten röntgenologisch zu stellen, wobei eine etwaige Abdeckung eines symphysennahen Prozesses durch den Gonadenschutz bedacht werden muß.

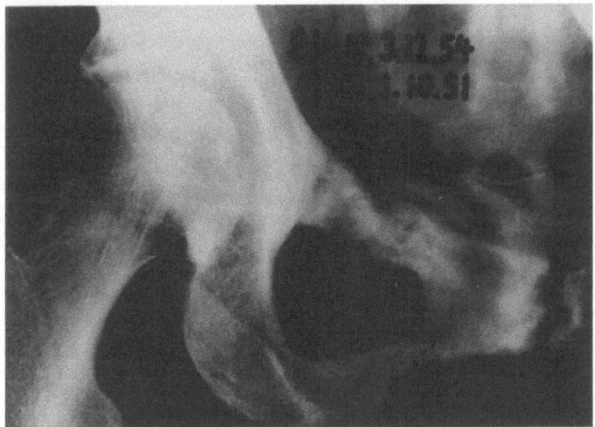

Abb. 3. Schambeinosteomyelitis bei 37jähriger Frau mit Sequestrierung – wahrscheinlich hämatogen entstanden

Degenerative Erkrankungen

Die häufigste degenerative Erkrankung, die zum Leistenschmerz führt, ist die Koxarthrose. Dabei sind die Leistenschmerzen oft Frühsymptom und zunächst nur nach sportlichen Belastungen vorhanden, so daß die klinische Untersuchung keinen Befund erbringt. In fortgeschritteneren Fällen besteht ein andauernder Leistenschmerz, der durch Druck und Innenrotation der Hüfte verstärkt wird.

Die Häufigkeit des Leidens und seine gute Diagnostizierbarkeit im Röntgenbild erfordert in jedem Fall von Leistenschmerz ohne sichere anderweitige Ursache eine Röntgenaufnahme der Hüfte.

Degenerative Hüftleiden werden oft von Verspannungen der hüftübergreifenden Muskeln, v. a. der Beuger und Adduktoren begleitet. Die Muskeln sind dann auch in Ruhe hoch tonisiert und über ihrem Verlauf, besonders aber an den Ursprüngen am Schambein und an den Spinae iliacae anterior superior und inferior druckschmerzhaft. Auch diese Druckschmerzen können Frühsymptom sein, bevor eigentliche Hüftschmerzen oder Bewegungseinschränkungen vorliegen. Diagnostisch ist die Infiltration der schmerzhaften Muskelursprünge und -ansätze mit einem Lokalanästhetikum wertvoll.

Nach Totalendoprothese

Patienten mit Hüftgelenkendoprothesen leiden häufig unter Leistenschmerzen und stellen hohe diagnostische Anforderungen an den behandelnden Arzt. Die häufigste Ursache ist die *aseptische Lockerung*. Diese Diagnose wird klinisch bei Vorliegen eines verdächtigen Röntgenbildes oder Knochenszintigramms gestellt. Zuvor müssen aber andere Ursachen ausgeschlossen werden. *Prothesenbrüche* sind heute durch Verwendung hochfester Materialien zwar selten. Das plötzliche Auftreten von Leistenschmerzen bei jahrelang implantierter Prothese kann auf einen Prothesenbruch hinweisen und muß röntgenologisch abgeklärt werden. Zuweilen ist der Bruch erst einige Wochen später durch die Dislokation der Prothese erkennbar.

Eine Fehlimplantation der Pfanne kann chronische Leistenschmerzen verursachen. Wenn die Pfanne nicht mit der physiologischen Anteversion, sondern in Neutralstellung oder gar Retroversion eingebracht wird, überragt der vordere Pfannenrand ventral das Acetabulum. Die Psoassehne reibt dann über den Pfannenrand und es kann sich eine schmerzhafte Psoasbursitis entwickeln. Klinisch äußert sich dies durch Schmerzen bei aktiver Beugung des Hüftgelenks. Diagnostisch wegweisend, aber nicht immer vorhanden, ist ein fühl- oder hörbares Schnappen der Sehne bei aktivem Überführen des Hüftgelenkes aus einer abduzierten, extendierten und außenrotierten Position in Adduktionsbeugestellung. Das Psoasschnappen tritt selten auch bei Patienten auf, die keine Hüftendoprothese tragen, wird dann als inneres Hüftschnappen bezeichnet.

Therapeutisch ist eine relaxierende und detonisierende Krankengymnastik kurzfristig erfolgreich. Die konservative Behandlung ist aber schwierig, da die verursachende Fehlposition der Pfanne bestehen bleibt und die belastungsabhängigen Beschwerden häufig wiederkehren.

Paraartikuläre Verknöcherungen gehen oft mit Leistenschmerzen einher, selbst wenn die Bewegungseinschränkung der Hüfte noch relativ gering und die Verknöcherung im Röntgenbild noch nicht sehr ausgeprägt ist. Besonders wenn die Beschwerden wenige Wochen nach Implantation der Prothese auftreten und zunehmenden Charakter haben, muß an diese Ursache gedacht werden und ggf. medikamentös behandelt werden.

Primäre Tumoren

Durch Tumoren bedingte Schmerzen in der Leiste sind nicht selten, sie werden aber oft spät diagnostiziert. Dabei ist das diagnostische Vorgehen einfach und der Aufwand gering. Oft läßt sich klinisch die Verdachtsdiagnose stellen. Bei den meisten Knochentumoren reichen die bildgebenden Verfahren aus (Röntgen, Computertomographie), selten sind invasive (Arthrographie, Bursographie) oder aufwendige Methoden (Kernspintomographie) notwendig.

Benigne Tumoren

In der Leiste finden sich sowohl benigne Knochen- und Weichteiltumoren. Bei den Knochentumoren handelt es sich meistens um *kartilaginäre Exostosen,* die vom proximalen Femur oder vom Becken ausgehen. Sie lassen sich röntgenologisch leicht erkennen, wobei manchmal eine Lauenstein-Aufnahme oder gedrehte Beckenaufnahmen zur besseren Darstellbarkeit erforderlich sind. Eine konservative Therapie ist nicht angezeigt, sondern die chirurgische Totalexstirpation. *Enchondrome* kommen hauptsächlich im proximalen Femur vor und verursachen erst mit zunehmender Größe Leistenschmerzen. Die in der Markhöhle wachsenden Weichteiltumoren schwächen die umgebende Kortikalis und müssen wegen der Frakturgefahr rechtzeitig operiert werden.

Gutartige Weichteiltumoren der Leiste sind meistens Ganglien, die von der Hüftgelenkkapsel oder von einer Psoasbursitis ausgehen. Sie sind klinisch nur schwer zu diagnostizieren und werden gerne als „weiche Leiste" fehlinterpretiert. Eine zweifelsfreie Diagnose erhält man durch eine Arthrographie bzw. Bursographie und die Punktion des Ganglions. Auch im CT stellen sich diese Prozesse gut dar. Die Ganglien rezidivieren nach Punktion leider oft, solange ihre Ursache, in den meisten Fällen eine Synovitis, nicht behoben ist.

Maligne Tumoren

Bei knöchernen Tumoren der Leistenregion muß an Osteosarkome, Ewing-Sarkome und Chondrosarkome gedacht werden. Letzteres läßt sich von den beiden ersten, deren Erscheinungsbild ähnlich ist, röntgenologisch gut abgrenzen. Die Diagnose ist meist klinisch zu stellen, wobei manchmal die Abgrenzung gegen eine Osteomyelitis schwierig ist. Diese Tumoren erfordern eine zusätzliche, auf die Therapie abgestimmte spezifische Diagnostik, die ebenso wie die interdisziplinäre Therapie speziellen Zentren vorbehalten bleiben soll.

Primäre Weichteiltumoren in der Leiste sind zwar selten, müssen aber in die diagnostischen Überlegungen mit einbezogen werden. Es handelt sich meist um Fibro- und Liposarkome (Abb. 4), sowie maligne Histiozytome. Die klinische Untersuchung führt nur bei fortgeschrittenen Tumorstadien weiter. Ein Tumorverdacht läßt sich

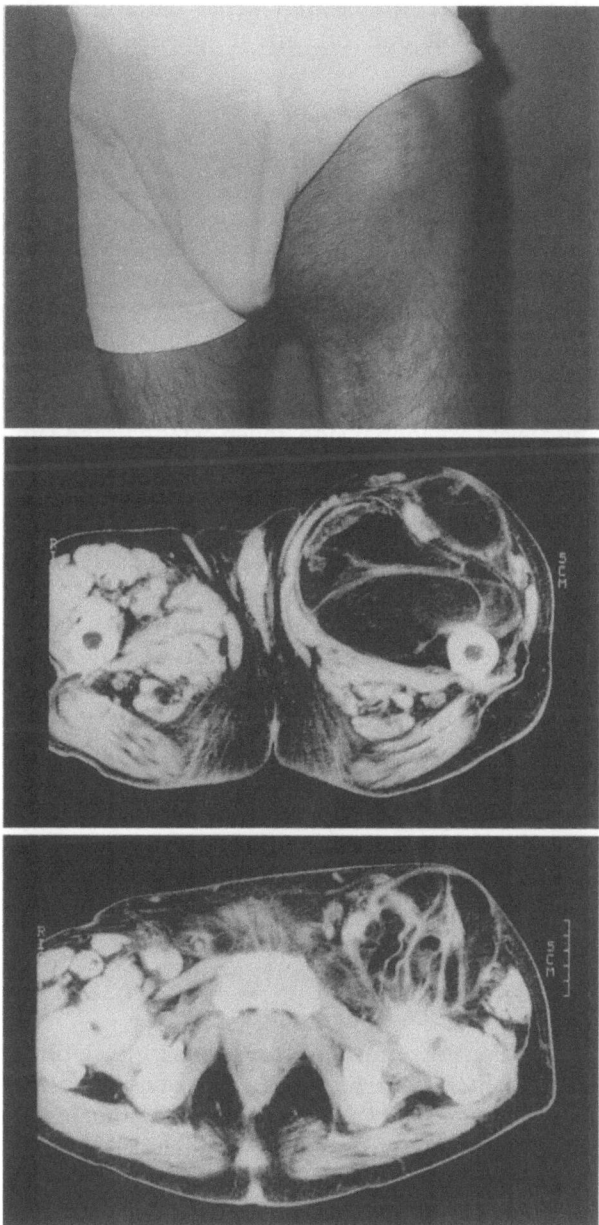

Abb. 4. Malignes Liposarkom in der linken Leiste bei 75jährigem Mann; über einen Zeitraum von 10 Jahren von dem Patienten beobachtet und langsam gewachsen. Nativansicht (*oben*) und Computertomogramm (*unten*)

durch ein CT schnell und sicher bestätigen. Die Artdiagnostik ist anspruchsvoll und oft bringt nur die Probeexzision die richtige Diagnose.

Metastasen

Knochenmetastasen bevorzugen Regionen mit spongiöser Knochenstruktur. Deshalb ist eine Absiedlung im Becken und im proximalen Femur nicht selten. Am häufigsten kommen Metastasen von Schilddrüsen-, Bronchial-, Mamma-, Zervix- und Prostatakarzinomen sowie Hypernephromen vor. Plasmozytomherde manifestieren sich meist im Becken.

Während die selteneren osteoplastischen Metastasen im Röntgenbild leicht erkennbar sind, fallen osteolytische Tumoren erst auf, wenn sie eine stabilitätsgefährdende Größe haben. Hier ist das Knochenszintigramm in frühen Stadien aussagekräftiger, wobei bedacht werden muß, daß Plasmozytomherde oft nicht dargestellt werden. Die Therapie ist abhängig von der Grunderkrankung, der Lokalisation und der Stabilitätsminderung des Knochens.

Weichteilmetastasen in der Leiste finden sich meist in den Lymphknoten, entweder als Manifestation einer hämatologischen Tumorerkrankung oder im Sinne einer lymphogenen Aussaat bei peripheren Tumoren. Die Diagnose eines Lymphoms ist klinisch durch Palpation möglich, eine artspezifische Diagnose ergibt sich erst durch PE und histologische Untersuchung.

Sonstige Weichteilmetastasen in der Leiste sind selten, können aber im Prinzip von den meisten bösartigen Tumoren ausgehen. Im CT läßt sich die Diagnose „Tumor" stellen, eine Artdiagnose ergibt sich aus der Grunderkrankung oder einer PE.

Sonstige Ursachen

Außer den aufgeführten Krankheitsgruppen führt eine Reihe anderer Krankheiten typischerweise zu Leistenschmerzen. Dabei handelt es sich um regionale Krankheitsprozesse, aber auch um fernab liegende Störungen, die sich mit ausstrahlenden Schmerzen in der Leiste manifestieren.

Regionale Erkrankungen

Eine in ihrer Häufigkeit zunehmende Erkrankung, die in ihrem Frühstadium mit Leistenschmerzen beginnt, ist die *aseptische Hüft-*

kopfnekrose. Im frühen Stadium bestehen lediglich uncharakteristische Leistenschmerzen bei körperlicher Belastung, meist keine Bewegungseinschränkung und ein negatives Röntgenbild. Eine zuverlässige Sicherung der Diagnose ist nur mit der Kernspintomographie möglich, welche bei entsprechendem Verdacht (Beschwerden, Risikofaktoren) frühzeitig durchgeführt werden sollte, um therapeutisch noch gelenkerhaltend eingreifen zu können.

Seltener sind Knochenstoffwechselerkrankungen oder pseudotumoröse Erkrankungen des Hüftskeletts verantwortlich für Leistenschmerzen. Der *M. Paget,* der meist das Becken, seltener das proximale Femur befällt und mit zunehmendem Lebensalter häufiger auftritt, wird oft durch schleichend beginnende Leistenschmerzen klinisch manifest. Das Röntgenbild zeigt meist einen typischen Befund, der die Diagnose sichert, ansonsten sind aufwendige Laboruntersuchungen (Hydroxyprolinbestimmung im Urin) erforderlich.

Auch der *M. Jaffé-Liechtenstein,* der bevorzugt das Femur befällt und sich bis in die Schenkelhalsregion erstreckt, äußert sich mit Leistenschmerzen, wenn die Tragfähigkeit des proximalen Femurbereichs vermindert ist. Die Diagnose läßt sich in den meisten Fällen röntgenologisch stellen, bei lediglich lokalisiertem Befall bestehen Abgrenzungsschwierigkeiten gegenüber benignen Knochengeschwülsten, die eine histologische Abklärung erfordern.

Knochenstoffwechselerkrankungen, die zur mechanischen Schwächung des Knochens führen (z. B. Osteomalazie, Osteoporose), werden nicht selten in der mechanisch hoch belasteten proximalen Femurregion klinisch durch belastungsabhängige Leistenschmerzen auffällig. Die klinische Untersuchung der Hüften ist in der Regel unauffällig, mehr Hinweise erhält man durch Anamnese und Allgemeinuntersuchung des Patienten (Haltung, Wirbelsäulenveränderungen). Das Röntgenbild zeigt eine erhöhte Strahlentransparenz und in Einzelfällen bereits eingetretene Fissuren oder Ermüdungsfrakturen am Schenkelhals.

Ausstrahlende Beschwerden

Durch Ausstrahlung bedingte Leistenschmerzen treten bei *Bandscheibenvorfällen der oberen LWS* auf (L1-L4), wobei die begleitenden Rückenschmerzen zuweilen weniger auffällig sind. Die Diagnose gelingt durch eine gründliche klinische Untersuchung, die Prüfung von Sensibilität, Motorik und Patellarsehnenreflex beinhalten muß. Unabdingbar ist die Untersuchung des „umgekehrten Lasègue". Wenn sich die Höhe der Läsion klinisch eindeutig bestimmen läßt, ist ein CT des entsprechenden Segments, ansonsten ein Kernspintomogramm oder eine Myelographie erforderlich. Von radikulär bedingten Beschwerden müssen Läsionen peripherer Nerven (N. femoralis, N. genitofemoralis), die projizierte Leistenschmerzen verursachen können, abgegrenzt werden.

Störungen der Statik, wie Beinlängendifferenzen, Fehlstellungen, Kontrakturen und Lähmungen der unteren Extremität, führen häufig zu chronischen Leistenschmerzen. Dabei muß nicht nur die symptomatische Seite, sondern besonders die Gegenseite beachtet werden. Es ist nicht selten, daß die Leistenschmerzen auf der kontralateralen, gesunden Seite auftreten. Die Verdachtsdiagnose ergibt die klinische Untersuchung des *entkleideten* Patienten. Für das therapeutische Vorgehen sind Beinganzaufnahmen im Stehen mit Einschluß des Hüftgelenkes erforderlich. Eine biomechanische begründete konservative oder operative Behandlung ist i. allg. erfolgreich.

Spezielle Erkrankungen bei Kindern und Jugendlichen

Leistenschmerzen im Kindes- und Jugendalter sind stets ernst zu nehmen. Sie deuten oft auf schwere Hüfterkrankungen hin, bei denen eine Verschleppung der Diagnose und Therapie (auch um wenige Tage!) zu einer fatalen Schädigung des Hüftgelenkes führen kann.

Im Säuglings- und Kleinkindesalter können Leistenschmerzen nicht artikuliert werden. Ein Hinweis darauf ergibt sich, wenn Kinder plötzlich nicht mehr laufen wollen und das Hüftgelenk eine Beuge-Außenrotations-Schonhaltung annimmt. Zuweilen werden auch Schmerzen im Kniegelenk geäußert. Die klinische Untersuchung zeigt eine Einschränkung der Hüftbeweglichkeit, besonders der Innenrotation und Extension. Differentialdiagnostisch muß an eine *eitrige Koxitis* (Abb. 5) und an eine sog. *Coxitis fugax,* eine symptomatische Begleitreaktion der Synovialmembran bei banalen Infekten, gedacht werden, die ohne Therapie ausheilt. Da eine eitrige Koxitis unbehandelt innerhalb weniger Tage zur irreversiblen Zerstörung des Hüftgelenkes führt, ist eine sofortige zuverlässige diagnostische Abklärung erforderlich. Dazu gehören Labordiagnostik, Röntgen, Sonographie bzw. Kernspintomographie und ggf. Gelenkpunktion in Narkose unter dem Bildwandler.

Im Vorschul- und Schulalter ist neben der Coxitis fugax oft ein *M. Perthes* die Ursache von Leistenschmerzen (Abb. 6). Die Kinder hinken und haben eine Bewegungseinschränkung der Hüfte. Die Diagnose der späteren Stadien ist röntgenologisch einfach, im Frühstadium ist das Röntgenbild manchmal unauffällig, hier sichert ein Kernspintomogramm die richtige Diagnose. Auch in diesem Alter ist

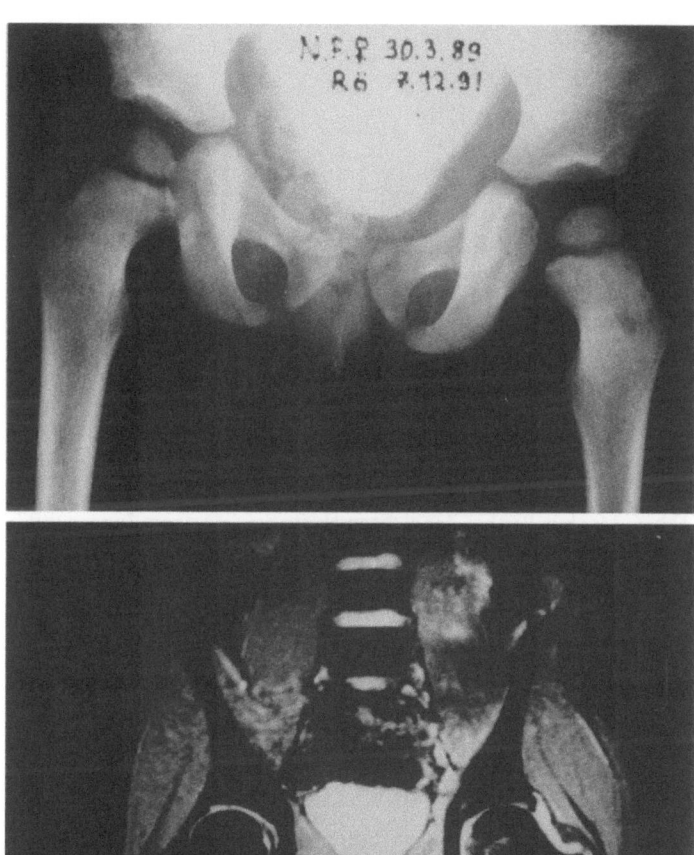

Abb. 5. Akute hämatogene eitrige Koxitis bei 2½jährigem Mädchen. Die Röntgenaufnahme zeigt eine Verbreiterung des Gelenkspaltes mit Subluxation des Gelenkes infolge des eitrigen Gelenkergusses (*oben*); im Kernspintomogramm kommt der Erguß und die eitrige Infiltration der umgebenden Weichteile direkt zur Darstellung (*unten*)

aber eine eitrige Koxitis nicht selten und daher diagnostisch auszuschließen.

In der Vorpubertät auftretende plötzliche oder schleichende Leistenschmerzen deuten auf eine *Epiphysenlösung* des Hüftkopfes hin (Abb. 7). Klinisch findet sich eine Beeinträchtigung der Innenrotation

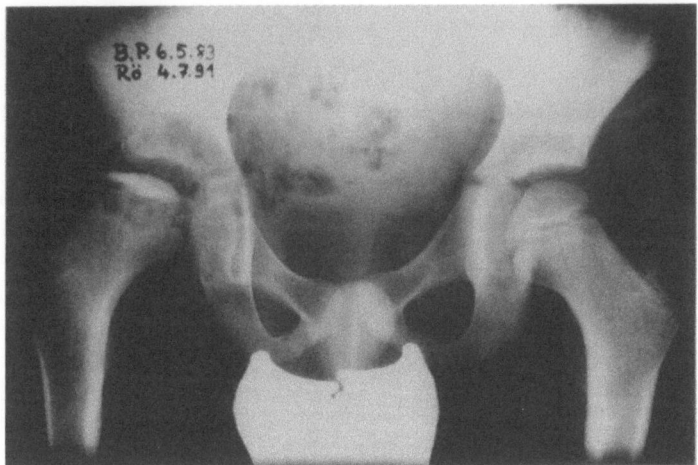

Abb. 6. Morbus Perthes der rechten Hüfte bei 8jährigem Jungen mit beginnender Fragmentierung der Epiphyse

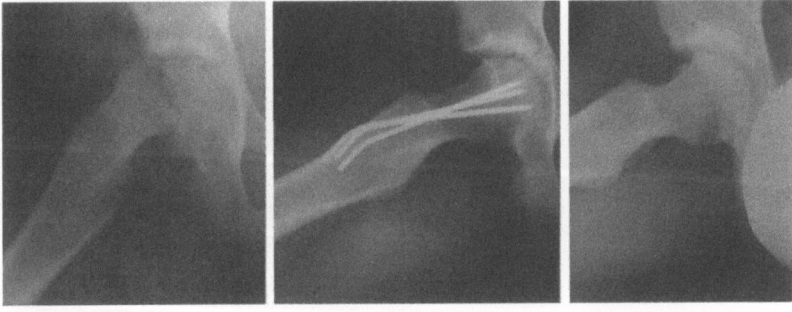

Abb. 7. Akute Epiphysenlösung bei 13jährigem Mädchen. Operative Behandlung mittels Reposition und Spickdrahtosteosynthese

am gebeugten Hüftgelenk (Drehmann-Zeichen). Bei der Röntgenuntersuchung darf auf eine Lauenstein-Aufnahme nicht verzichtet werden, da das a.p.-Bild nur im fortgeschrittenen Stadium auffällig ist. Die Diagnostik darf nicht verschleppt werden, insbesondere nicht bei akuter Symptomatik, da es durch Kompression der ernährenden Gefäße zum Absterben des Hüftkopfes kommen kann.

Im jungen Erwachsenenalter deuten Leistenschmerzen oft auf eine *präarthrotische Deformität* der Hüfte hin, am häufigsten ausgelöst durch eine dysplastische Fehlanlage. Klinisch findet sich oft ein unauffälliger Befund, zuweilen ein Rotationsschmerz. Das Röntgenbild sowie Funktionsaufnahmen der Hüfte offenbaren die Diagnose und zeigen Wege zur konservativen oder operativ korrigierenden Behandlung.

Jugendliche Patienten mit spastischer Zerebralparese leiden manchmal unter sehr hartnäckigen, therapeutisch schwer zu beeinflussenden Schmerzen in der Leiste. Sie sind entweder direkt durch die Spastik der Hüftbeuger und -adduktoren bedingt oder ein Zeichen einer allmählich unter dem pathologischen Muskelzug auftretenden Hüftluxation. Hier ist schnelles Handeln geboten, denn die einmal eingetretene Luxation verschlechtert die funktionelle und pflegerische Situation des Patienten erheblich. Eine Röntgenaufnahme beider Hüften führt zur Diagnose und zur Entscheidung zwischen konservativer Therapie oder relaxierender oder korrigierender Operation.

Schlußfolgerung

Die orthopädische Differentialdiagnostik des Leistenschmerzes umfaßt eine große Anzahl verschiedener Erkrankungen. In den meisten Fällen läßt sich aber aus der Anamnese, dem klinischen Bild und einfachen apparativen diagnostischen Verfahren die Diagnose eindeutig stellen. In Einzelfällen hilft der gezielte Einsatz aufwendiger oder invasiver Verfahren weiter. Voraussetzung ist die Kenntnis der Krankheitsbilder und -symptome. Besonders im Kindes- und Jugendalter verbergen sich hinter Leistenbeschwerden oft folgenschwere Hüfterkrankungen, die eine schnelle und zuverlässige Diagnostik erfordern. Nur durch rasches Erkennen und suffiziente Behandlung der Krankheit können fatale Spätfolgen vermieden werden.

Zusammenfassung

Leistenschmerzen sind ein häufig geklagtes Symptom, hinter dem sich eine Vielzahl von Erkrankungen verbergen kann. Dabei sind die verursachenden Störungen oft fernab des Schmerzgeschehens zu suchen.

Verletzungen, aber auch entzündliche Erkrankungen der Hüftgelenksregion äußern sich durch Leistenschmerzen. Häufigste Ursache sind degenerative Veränderungen des Hüftgelenkes. Seltener sind benigne oder maligne Tumoren der Becken-Bein-Region. Statische Störungen der unteren Extremität, lokalisierte und generalisierte Knochenerkrankungen haben ihren ersten klinischen Manifestationswert oft in der Leiste. Oft als Ursache übersehen werden Bandscheibenvorfälle der oberen Lendenwirbelsäule, deren Schmerzprojektionsfeld vorwiegend die Leiste ist.

Bei folgerichtigem Vorgehen lassen sich die meisten Erkrankungen ohne großen Aufwand diagnostizieren. Neben Anamnese und klinischem Befund ist immer eine Röntgenaufnahme der Hüfte erforderlich. In Einzelfällen ergeben sich daraus weiterführende Untersuchungen. Bei Kindern und Jugendlichen muß eine schnelle und zuverlässige Diagnostik erfolgen, um Spätschäden zu vermeiden.

Der Leistenschmerz aus neurologischer Sicht

U. Fuchs

Schmerzen in der Leistenregion können aus neurologischer Sicht sehr vielfältige Ursachen haben. Die Diagnostik erfordert deshalb immer eine ausführliche und exakte Anamnese, gute neuroanatomische Kenntnisse und eine eingehende klinische Untersuchung.

Zwar sind Läsionen im Bereich des Beinplexus auf Grund seiner geschützten Lage im Beckenbereich seltener als solche im Bereich der oberen Extremitäten, aber sie sind fast immer mit starken Schmerzen verbunden, die eine rasche Diagnostik und baldige therapeutische Maßnahmen erfordern.

Klinik

Aufgrund der segmentalen Zuordnung ist zuerst der oberste Nerv des Plexus zu nennen, der N. iliohypogastrius, der in der Regel aus der 1. Lumbalwurzel, manchmal auch aus der 12. Thorakalwurzel hervorgeht und als gemischter Nerv teilweise den M. transversus abdominis und den M. obliquus internus abdominis motorisch versorgt.

Durch den R. cutaneus lateralis wird die Haut über der Außenseite des Beckens und der Hüfte, sowie durch den R. cutaneus anterior die Haut der Inguina und die Region über der Symphyse sensibel versorgt.

Eine Parese der motorischen Fasern hat keine ins Gewicht fallenden Folgen, da die beiden Bauchmuskeln sowohl von den letzten 2 Thorakalnerven als auch vom N. ilioinguinalis mitinnerviert werden.

Lediglich eine Schädigung beider Nerven, z. B. bei einer Lumbotomie, kann zu einer Atrophie der schrägen Bauchwandmuskulatur führen.

Sensibel kann es zu Ausfällen oder aber zu neuralgiformen Schmerzen in den erwähnten Hautarealen kommen.

Die seltenen Läsionen des N. iliohypogastricus können durch einen retroperitonealen Tumor bedingt sein oder aber auf eine iatrogene Schädigung bei der Ausräumung von Nierentumoren zurückgehen.

Beim Verschluß großer Flankenschnitte kann der Nerv in die Naht geraten. Auch Spätschäden in Folge von paranephritischen Prozessen werden beschrieben.

Isolierte Sensibilitätsausfälle im Bereich des R. cutaneus lateralis können durch mechanische Kompression am Darmbeinkamm, z. B. durch einen Gürtel, entstehen.

Der N. ilioinguinalis ist ebenfalls ein metamerer Nerv, der wie der N. iliohypogastricus aus der 1. Lumbalwurzel stammt. Er versorgt, wie schon erwähnt, motorisch die schrägen und queren Bauchmuskeln, sensibel nach seinem Durchtritt durch den Leistenkanal die Haut über der Symphyse bzw. der Peniswurzel sowie die proximale Partie des Skrotums bzw. der Labia majora.

Klinisch manifestiert sich eine Läsion dieses Nervs in Sensibilitätsausfällen oder neuralgiformen Schmerzen im genannten Ausbreitungsgebiet. Ein als Ilioinguinalissyndrom bezeichnetes Kompressionssyndrom kann als Folge einer Herniotomie bei der Präparation und der Versorgung des indirekten Bruchsackes entstehen, und sowohl akut als auch erst nach Jahren zu einer Schmerzsymptomatik im Ausbreitungsgebiet führen. Eine operative Neurolyse führt in der Regel zur Heilung.

Der N. genitofemoralis, aus den Wurzeln L1 und L2 hervorgehend, versorgt mit dem N. femoralis nach seinem Durchtritt durch die Lacuna vasorum die Haut der Leistenbeuge über dem Trigonum femorale.

Der N. genitalis zieht mit dem Samenstrang bzw. dem Lig. teres uteri zum Skrotum bzw. den Labia majora und versorgt die entsprechenden Hautareale, die Hodenhüllen, sensibel. Motorisch innerviert er den M. cremaster.

Wie der N. ilioinguinalis kann bei Herniotomien auch der N. genitofemoralis lädiert werden. Auch hier kann es zu Sensibilitätsstörungen und Schmerzsensationen kommen. Bekannt ist die sog. Spermatikusneuralgie, die sehr intensive Schmerzen verursacht und eine proximale Resektion erforderlich machen kann. Objektiv läßt sich ein Fehlen des Cremasterreflexes nachweisen.

Der N. cutaneus femoris lateralis kommt aus den Wurzeln L2 und L3 und versorgt rein sensibel nach dem Durchtritt durch das Leistenband etwa 2 cm medial der Spina iliaca anterior superior die Vorder- und Außenseite des Oberschenkels.

Klinisch manifestiert sich eine Sensibilitätsstörung mit Par- und Dysästhesien im genannten Hautareal. Ursächlich kommen eine spontan auftretende Kompression im Sinne eines Engpasses, bekannt als Meralgia paraesthetica, mechanische Irritationen durch zu enge Kleidung oder abnorme Haltungen in Frage. Iatrogene Schädigungen sind beschrieben nach Beckenkammstanzen, auch beim vorderen

Zugang zur Hüfte nach Schmitt-Petersen, nach TEP und intertrochanterer Osteotomie. Direkte traumatische Läsionen sind sehr selten beschrieben.

Therapeutisch können, falls überhaupt erforderlich, Novocaininfiltrationen am Austrittspunkt wirksam sein. In einigen Fällen ist eine Neurolyse an der Durchtrittsstelle durch das Leistenband, manchmal auch die Nervendurchtrennung, erforderlich.

Differentialdiagnostisch ist eine radikuläre Schädigung L3/4 abzugrenzen (motorische Ausfälle, PSR-Abschwächung), evtl. auch eine proximale diabetische Neuropathie (Störung der epikritischen und protopathischen Sensibilität).

Eine wichtige Rolle spielt v. a. der N. femoralis, der – als gemischter Nerv aus den Wurzeln L2 bis L4 kommend – die Hüftbeuger, die Quadrizepsgruppe sowie den M. sartorius als Außenrotator versorgt. Sensibel wird die Oberschenkelvorderseite und die Unterschenkelinnenseite bis zum medialen Fußrand innerviert.

Schädigungen des intrapelvinen Anteiles des N. femoralis sind relativ selten und führen zu Teilparesen des M. iliopsoas, der noch aus dem Plexus lumbalis direkt mitversorgt wird. Dies führt zu Behinderungen beim Gehen, insbesondere beim Treppensteigen.

Viel häufiger ist die Läsion am Leistenband. Es kommt dann zu einer Parese der Quadrizepsmuskulatur sowie des M. sartorius und des M. pectineus.

Die Quadrizepsparese führt zur Unfähigkeit, das Knie aktiv zu strecken. Auf ebenem Boden ist das Gehen erschwert und mühsam, Treppensteigen ist nicht mehr möglich. Bei der neurologischen Untersuchung findet man neben den oben beschriebenen Lähmungen einen abgeschwächten oder aufgehobenen PSR und entsprechende sensible Ausfälle.

Das EMG ist bei der Differentialdiagnose hilfreich. Ursachen einer isolierten N.-femoralis-Parese können raumfordernde Prozesse im Becken, Appendizitiden, Psoasabszesse und -hämatome bei Koagulopathien sein. Auch ischämische Läsionen beim älteren Menschen sind beschrieben worden. Iatrogene Schäden entstehen nach Herniotomien; dabei kann der Nerv durch die obere Bassini-Naht mit erfaßt werden.

Bei Hysterektomien durch Pfannenstielschnitt können ebenso wie bei Operationen in Steinschnittlage N.-femoralis-Paresen beobachtet werden. Dabei handelt es sich jedoch meist – wie auch nach Eingriffen an der Hüfte – um kompressions- oder lagerungsbedingte Mechanismen.

Die Therapie richtet sich nach der Art und dem Ort der Schädigung; evtl. ist eine Neurolyse, bei traumatischen Schädigungen auch eine sekundäre Nervennaht notwendig.

Die Differentialdiagnose der Femoralisparese umfaßt, ebenso wie die anderer komplexer Beinplexusläsionen, einerseits eine hohe Wurzelläsion L3/4, die diabetische proximale „Femoralisneuropathie", eine Lipodystrophie nach Insulininjektionen in den Oberschenkel beim Diabetiker sowie die arthritische Muskelatrophie bei Kniegelenkaffektionen. Keine Schwierigkeiten dürften Myopathien des Beckengürtels machen.

Die modernen technischen Untersuchungsverfahren müssen selbstverständlich immer mit einer exakten klinischen und neurologischen Untersuchung kombiniert werden. Im neurologischen Fachgebiet findet neben der EMG-Untersuchung und der Bestimmung der Nervenleitgeschwindigkeiten zunehmend auch die Ableitung somatosensibel evozierter Potentiale Eingang in die Diagnostik. Gerade bei vorwiegend sensiblen Störungen kann hiermit eine weitere differentialdiagnostische Abklärung erfolgen.

Von großem Wert sind aber auch die modernen bildgebenden Verfahren wie Ultraschall, Computertomographie und Kernspintomographie.

Literatur

Flügel KA, Sturm U, Skiba N (1984) SSEP nach Stimulation des N. cutaneus femoris lateralis bei Normalpersonen und Patienten mit Meralgia paraesthetica. Z EEG EMG 15:88–93
Kretschmer H (1978) Neurotraumatologie, 1. Aufl. Thieme, Stuttgart
Mumenthaler M, Schliak H (1977) Läsionen peripherer Nerven, 3. Aufl. Thieme, Stuttgart
Schimrigk K (1981) Schmerzzustände im Bereich von Leiste und Hüfte aus neurologischer Sicht. Chirurg 52:353–358

Leistenschmerz bei Sportlerinnen – differentialdiagnostische Besonderheiten

A. Thiel

Im Gegensatz zum Mann werden bei Sportlerinnen operationspflichtige Überlastungsprobleme oder Sehnenansatzverletzungen der Leistenregion sehr selten beschrieben. Bei einer Durchsicht der Operationen am Krankenhaus für Sportverletzte Hellersen der vergangenen 3 Jahre hat sich bei mehr als 12000 Operationen aus dem sporttraumatologischen und orthopädischen Indikationsbereich keine einzige Leistenoperation bei einer Sportlerin finden lassen. Zum Vergleich: In den Jahren 1984 bis 1988 wurden an der gleichen Klinik 57 Leistenoperationen (Bassini) und 109 Adduktoreneingriffe durchgeführt.

Es ist bekannt, daß sich gerade Leistenschmerzen und Adduktorenansatzerkrankungen als besonders disziplin-typische Überlastungserscheinungen bei Fußballspielern finden. Eine führende Damenfußballmannschaft der Bundesliga aus dem nordrhein-westfälischen Raum wird seit Jahren von einem Kollegen unserer Klinik betreut. Der Kollege konnte sich nicht daran erinnern, in den vergangenen Jahren jemals eine Spielerin mit Problemen der Adduktoren oder des Leistenbereiches mit einer Indikation zu operativer Behandlung betreut zu haben. Auch die nochmalige Nachfrage im Spielerkader und bei dem langjährigen Trainer dieser Mannschaft hat keine Sportlerinnen mit derartigen Leistenproblemen finden lassen.

Beim 1. Weltkongreß für Sporttrauma im Mai 1992 in Palma de Mallorca über Groin injuries berichteten Aglietti et al. über Verletzungsmechanismen und Epidemiologie im Fußballsport. Unter einer großen Zahl von betreuten Athleten gab es keine Frauen mit Leistenproblemen.

Auch in den Berichten von Imbert et al. über chirurgische Behandlungen von Leistenschmerzen in einer Serie von 243 Fällen fand sich keine einzige Frau.

Christel et al. (Paris) geben bei 45 Fällen der chirurgischen Behandlung von Leistenbeschwerden eine Frau an.

Hölmich u. Jörgensen stellten einen Score für die Diagnose und Beurteilung von Leistenverletzungen bei Sportlern vor. Auch hierbei wurde im Untersuchungsgut keine Frau behandelt.

Hermans, der ein neues chirurgisches Vorgehen bei Leistenschmerzen im Sport vorstellt, schildert ein überwiegend erfolgreiches Behandlungsergebnis, wobei sich 3 schlechte Resultate gezeigt hätten. In dem Patientenkollektiv seien insgesamt 2 Frauen behandelt worden. Beide Patientinnen gehören jedoch zu der Gruppe mit den schlechten Behandlungsergebnissen.

Im letzten $1/2$ Jahr wurde eine 32jährige Patientin an unserer Klinik wegen chronischer Leistenbeschwerden operativ behandelt.

Diese Sportlerin war jahrelang Feldspielerin im Handball – mit 3maligem Training in der Woche – und spielte seit Mitte 1989 zusätzlich als Torfrau in einer Fußballmannschaft. Seit Anfang 1991 traten Schmerzen im Bereich der Adduktorenansätze auf, besonders stark beim oder nach dem Training und Spielen im Fußball als Torfrau. Physikalische Vorbehandlungen und Injektionen bei verschiedenen Kollegen hatten keine ausreichende Besserung ergeben. Wir fanden einen heftigen Druckschmerz am Ursprung der Grazilissehne und führten eine isolierte Tenotomie mit partieller Resektion durch. Die feingewebliche Untersuchung ergab in einzelnen Fasern streifenförmiges myxoides Gewebe mit spärlichen reparativen Veränderungen in Form von Sprossungen von Fibro- und Angioblasten. Der Pathologe faßte seine Beurteilung als deutliche degenerative Veränderungen mit leichtgradigen reparativen Vorgängen zusammen. Der primäre Heilverlauf war ungestört. Eine endgültige Beurteilung des Heilverlaufes sollte man gerade im Sport erst nach mehrmonatiger sportlicher Belastung abgeben, so daß die endgültige Beurteilung noch aussteht.

Aufgrund dieser Hinweise darf man davon ausgehen, daß typische Leistenbeschwerden bei Sportlerinnen im Sinne der schwachen Leiste, des Leistenbruches oder der Insertionstendinose der Adduktoren eher eine Rarität darstellen. Eine eindeutige Ursache dieser Situation kann ich nicht nennen. Denkbar ist die andersartige Becken-Bein-Statik der Frau, die andersartige Anatomie des Leistenkanales der Frau und wohl auch die unterschiedliche Muskelsituation der Frau bei unterschiedlicher Hormonsituation.

Es ist deshalb erforderlich, bei Sportlerinnen mit Leistenbeschwerden die Differentialdiagnose ganz besonders zu beachten. Aus dem Bereich der orthopädischen Differentialdiagnostik sollen hierbei besonders Probleme der Hüftgelenke, der Symphyse und des lumbosakralen Überganges berücksichtigt werden. Bei der Eingrenzung der Differentialdiagnose von Leistenbeschwerden bei Sportlerinnen kann bereits das Alter der Patientin wichtige Hinweise geben: Die Arthritis fugax ist eine Erkrankung des frühen Kindesalters und sollte im Leistungssport primär kein direktes Problem darstellen.

Der Morbus Perthes äußert sich in den Anfangsstadien nicht selten als uncharakteristisch ziehender Schmerz in der Leistenregion. Diese Beschwerden werden nicht selten als Wachstumsprobleme abgetan. Sportarten wie Ballett, Eiskunstlauf oder Geräteturnen verlangen nicht selten von Kindern der betreffenden Altersgruppe leistungssportliche Belastungen der Hüftgelenke, die bei nicht frühzeitiger Diagnosestellung zu einer vermeidbaren Schädigung dieses erkrankten Hüftgelenkes führen können. Die Kernspintomographie hat die Frühdiagnose des M. Perthes erheblich verbessert. Betroffene Kinder sind nicht für leistungssportliche Belastungen der aufgeführten oder vergleichbaren Disziplinen geeignet.

Die Coxa vara epiphysaria, das jugendliche Hüftkopfgleiten, äußert sich häufig in dem oft wochenlangen Stadium imminens, ebenfalls durch uncharakteristische Leistenbeschwerden. Diese strahlen nicht selten in den Oberschenkel aus. Die Erkrankung tritt bei Mädchen besonders im Alter zwischen 11 und 13 Jahren auf, während Knaben zwischen 12 und 14 Jahren betroffen sind. Die Kenntnis dieses Krankheitsbildes und die rechtzeitige diagnostische Abklärung können die Frühbehandlung ermöglichen und dadurch deletäre Krankheitsverläufe vermeiden helfen. In der Großzahl der Fälle treten die ersten Beschwerden unter Belastungen im Schulsport auf und werden nicht selten als sportbedingte Leistenzerrung abgetan. Notwendig ist die Kenntnis der klinischen und röntgenologischen Befunde, eine sachgerechte Röntgenkontrolle in 2 Ebenen und eine frühzeitige Stabilisierung des Hüftkopfes mit Kirschner-Drahtspickung durch den Schenkelhals. Mit diesem operativen Vorgehen kann eine zusätzliche Störung der Wachstumsfuge weitgehend vermieden werden. Schrauben oder 3-Lamellen-Nagel sind gerade wegen ihrer unnötigen Schädigung der Wachstumsfuge keine geeigneten Implantate.

Auch nach Wachstumsabschluß treten bei Sportlerinnen nicht selten Leistenbeschwerden auf, die durch Hüftgelenkerkrankungen verursacht werden. Ursache kann bei Hüftdysplasie eine Belastungsinsuffizienz sein oder auch arthritische Reizzustände des Hüftgelenkes bei Aktivierung einer Koxarthrose. Durch ungeeignete oder unadaptierte Belastungen kommt es bei der Hüftdysplasie zur Überlastungsarthritis. Auch bei leichtgradigen Hüftgelenkarthrosen kann die stationäre sog. blande Verlaufsform jederzeit in eine aktivierte Arthrose überführt werden. Sowohl die Überlastungsarthritis bei Hüftdysplasie als auch die aktivierte Koxarthrose machen sich anfangs durch uncharakteristische Leistenbeschwerden bemerkbar, die nicht selten in den Oberschenkel oder den Leistenbereich und in die Adduktorenregion ausstrahlen. Überlastungsarthritis und aktivierte Koxarthrose führen aber auch zu Druckschmerz in der

Leistenregion und zu Dehnungsschmerzen der reaktiv verhärteten oder verspannten Adduktorenmuskulatur. Schmerzhafte Entzündungszustände der Adduktorenmuskulatur mit reaktiven Verhärtungen täuschen dabei nicht selten eine Insertionstendinose der Adduktoren vor. Über solche Beschwerden klagen besonders Sportlerinnen aus kampfbetonten Mannschaftssportarten, aber auch Tennisspielerinnen, Läuferinnen, Reiterinnen und Skifahrerinnen, im Skilanglauf mehr in den klassischen Wettbewerben. Bei Reiterinnen konnten wiederholt schmerzhafte Verhärtungen der Adduktorenmuskulatur festgestellt werden, die als lokale posttraumatische Myositis im Sinne des „Reiterknochens" zu deuten sind. Das Schmerzzentrum liegt hierbei jedoch in der Muskulatur und nicht wie bei den Leistenproblemen im Insertionsbereich der Adduktoren. Differentialdiagnostisch hilft neben der gezielten Untersuchung des Hüftgelenkes auch die intraartikuläre Injektion eines Lokalanästhetikums weiter.

Typische Verletzungen im Bereich der muskulären Funktionskette treten bei muskelkräftigen Athleten auf als Muskelriß oder Sehnenansatzausriß. In den Wachstumsphasen kommt es zu Apophysenausrißverletzungen. Ursachen sind plötzliche Schnellkraftbelastungen, nicht selten verbunden mit Koordinationsstörungen, oder unzureichende Aufwärmearbeit. Bedeutsam sind der Trochanter minor, die Spinae iliacae und die Adduktorenursprünge. Bei Sportlerinnen werden derartige Verletzungen nur sehr selten beobachtet.

Auch an Streßfrakturen ist differentialdiagnostisch bei unklaren Leistenschmerzen zu denken. Lokalisation kann das Schambein, das Sitzbein und der Schenkelhals sein. Die Umbaustörungen treten in der Regel bei Ausdauersportlern auf und sind auch bei jungen Patienten möglich. Die Szintigraphie ist eine ausgezeichnete Möglichkeit der Frühdiagnose. Besonders bedeutsam ist die Streßfraktur des Schenkelhalses, da sie zum Restbruch mit allen negativen Frakturfolgen führen kann.

Schließlich können Tumoren in jedem Lebensalter zu Leistenbeschwerden führen. Beispielhaft sei ein 20jähriger Fußballspieler genannt, dessen Leistenbeschwerden ursächlich durch ein Ewing-Sarkom des Sitzbeines bedingt waren. Aber auch gutartige knöcherne Tumoren wie kartilaginäre Exostosen des proximalen Femurs können zu wechselnden Leistenbeschwerden führen.

Hieraus wird deutlich, daß die typischen Leistenprobleme des Sportlers bei der Frau nur ausnahmsweise auftreten. Es ist daher notwendig, bei Sportlerinnen mit Leistenbeschwerden der Differentialdiagnostik besondere Aufmerksamkeit zu widmen.

Außergewöhnliche Differentialdiagnosen bei chronischem Leistenschmerz

H.-P. Becker und W. Hartel

Einleitung

Nach einer Statistik aus dem Jahr 1989, die von Siewert zusammengestellt wurde, beträgt der Anteil des Leistenbruchs am Operationsaufkommen der deutschen Universitätskliniken und der kommunalen Krankenhäuser 17,8% bzw. 24,9% (Siewert et al. 1990). Demnach ist die Leistenhernienoperation der häufigste Eingriff im chirurgischen Krankengut.

Gemessen an der großen Zahl der Patienten mit Leistenbrüchen kommt der Differentialdiagnose des inguinalen Schmerzes wesentliche Bedeutung zu, und zwar besonders dann, wenn der klinische Befund keine oder nur eine kleine Hernie vermuten läßt. Hierbei verdient der Aspekt, daß die Leistenregion anatomisch gesehen einen Verbindungspunkt zwischen Rumpf und unterer Extremität darstellt, besondere Beachtung. Zusätzlich weist die Bauchwand durch den Deszensus des Hodens an dieser Stelle Schwachstellen auf.

In den Jahren 1989–1991 wurden am Bundeswehrkrankenhaus Ulm insgesamt über 8000 Operationen vorgenommen. Davon waren 779 Eingriffe wegen einer Leistenhernie durchgeführt worden, was einem Anteil von nicht ganz 10% entspricht. Bei einer retrospektiven Analyse dieses Patientengutes haben wir 4 Fälle ausgewählt, die als außergewöhnliche Differentialdiagnosen des chronischen Leistenschmerzes dargestellt werden sollen. Vor diesem Hintergrund soll im folgenden kurz das Spektrum möglicher Ursachen erläutert werden.

Falldarstellungen

Osteoidosteom des rechten Schenkelhalses: Der 24jährige Rekrut, Fußballer in einem Bezirksligaverein, klagte seit 1 Jahr über stechende Schmerzen in der rechten Leiste. Klinisch konnte eine Leistenhernie ausgeschlossen werden. Unter dem Verdacht einer Adduktorentendopathie, die bei seiner sportlichen Betätigung nahelag, erhielt der Patient zunächst eine antiphlogistisch-physiotherapeutische Therapie

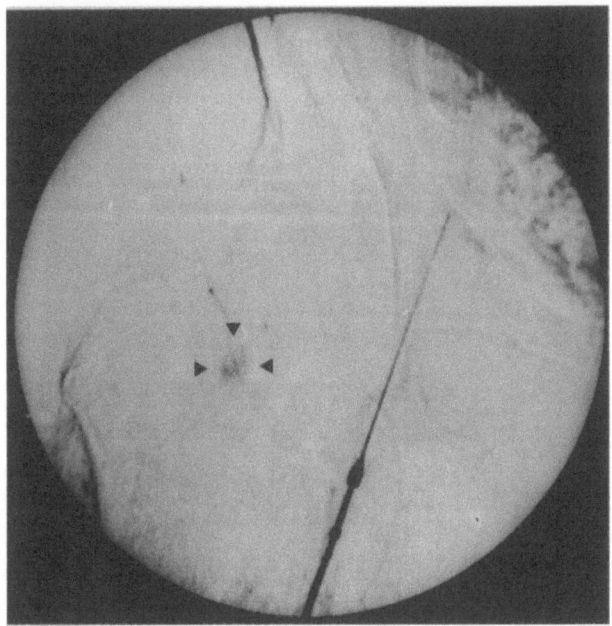

Abb. 1. Feinnadel-DSA über der A. femoralis rechts zur Darstellung eines Osteoidosteoms des Schenkelhalses (*Pfeile*)

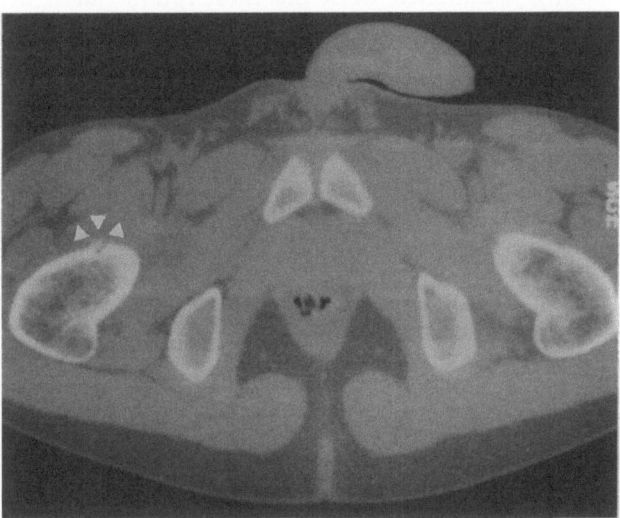

Abb. 2. Computertomographie des Schenkelhalses mit Osteoidosteom rechts (*Pfeile*)

der Leistenregion. Daraufhin trat aber nur eine unwesentliche Besserung ein. Da die Sonographie einen Kortikalisdefekt im Schenkelhals zeigte, wurde eine arterielle digitale Subtraktionsangiographie angeschlossen. Diese ließ einen stark vaskularisierten Tumor im Bereich des Schenkelhalses (Abb. 1) erkennen, der durch die Computertomographie (Abb. 2) bestätigt wurde. Bei der Operation zeigte sich das Bild eines typischen Osteoidosteoms mit einem Nidus. Der Tumor wurde mit einem Randsaum gesunden Knochens entfernt. Der Befund wurde histologisch bestätigt. Seit dem Eingriff ist der Patient schmerzfrei.

Alter Adduktorenabriß: Der 66jährige Patient erlitt einen Sturz vom Hausdach. Dabei kam es zu einer massiven Abspreizbewegung des linken Beines. Primär röntgenologisch war keine Verletzung des

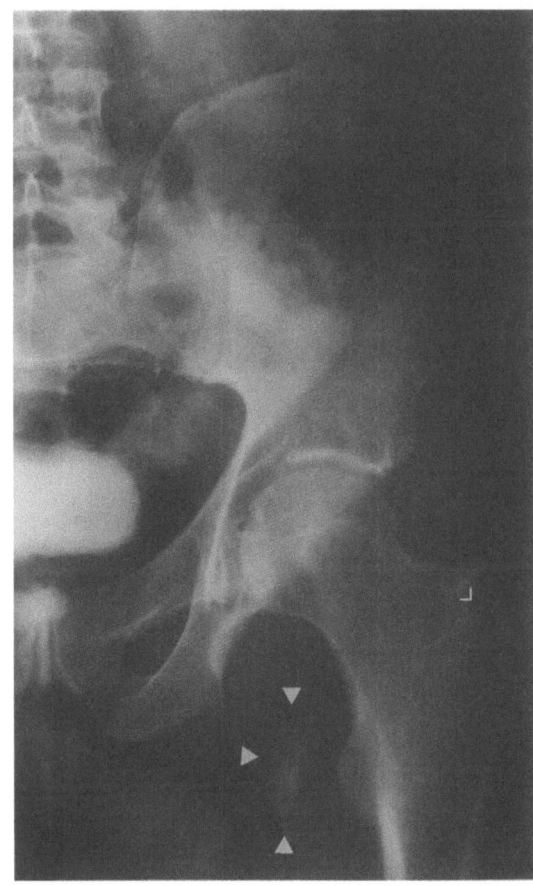

Abb. 3. Verkalktes Hämatom (*Pfeile*) im Bereich der linken Adduktoren nach Sturz

Beckens nachzuweisen. Nach dem Abklingen der Akutsymptomatik persistierten Beschwerden im Bereich der linken Leiste. Eine Hernie konnte ausgeschlossen werden. Als nach einer Folgezeit von 6 Jahren erneut ein Röntgenbild angefertigt wurde, zeigte sich ein verkalktes Hämatom im Adduktorenverlauf links (Abb. 3). Unter dieser Diagnose wurde eine operative Revision des Adduktorenansatzes vorgenommen, wobei eine Verkalkung aus diesem Bereich entfernt wurde. Seitdem sistierte der Leistenschmerz.

Gracilis-Adduktoren-Syndrom: Bei dem 21jährigen Landesligafußballspieler bestanden seit 2 Jahren äußerst hartnäckige Schmerzen im Ansatzbereich des M. obturatorius links, die sich in die Leiste projizierten und nach sportlicher Betätigung verstärkten. Auf der Beckenübersichtsaufnahme fand sich eine begrenzte Knochenarrosion zwischen Symphysenregion und kaudalem Schambeinast (Abb. 4). Nach Ausschluß eines Leistenbruchs wurde eine medikamentöse antiphlogistische Therapie in Kombination mit physikalischen Maßnahmen verordnet, die zum Abklingen des Beschwerdebildes führte.

Echinokokkuszyste des Unterbauchs: Ein 24jähriger Türke hatte seit 9 Monaten ziehende Schmerzen im linken Unterbauch, die in die

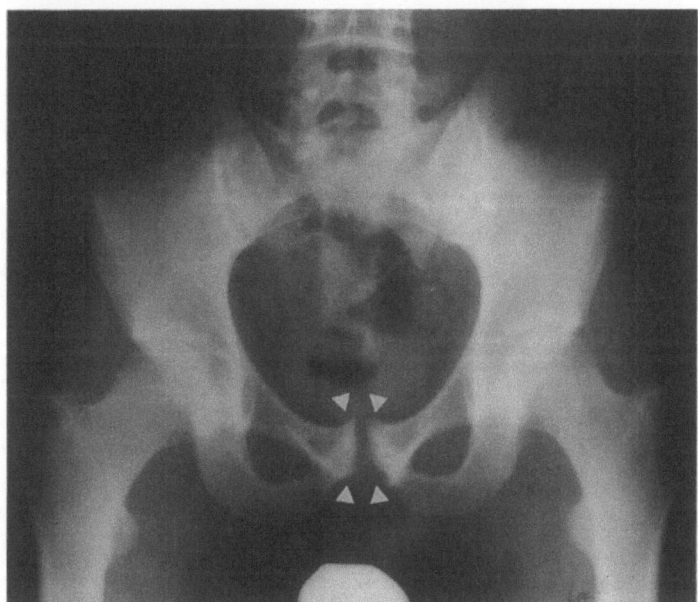

Abb. 4. Osteonecrosis pubis (*Pfeile*) bei Grazilissyndrom

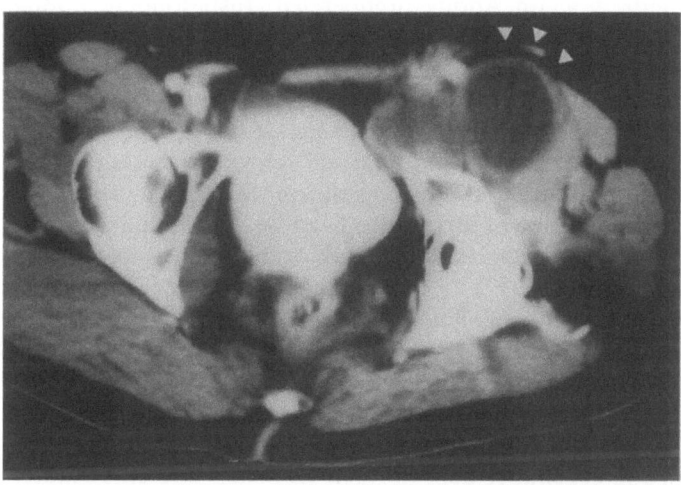

Abb. 5. Computertomographie einer Echinokokkuszyste (*Pfeile*) im linken Unterbauch

Leiste ausstrahlten. Die klinische Untersuchung ließ dort eine Vorwölbung erkennen, allerdings nicht an der typischen Lokalisation eines Leistenbruches. Sonographie und Computertomographie ergaben schließlich einen großen zystischen Tumor im linken Unterbauch (Abb. 5), der gleichzeitig eine Stauung der linken Niere verursachte. Laboruntersuchungen wie die Komplementbindungsreaktion ließen bei entsprechenden Titer eine Echinokokkuszyste vermuten. Der Tumor wurde in Zusammenarbeit mit den urologischen Kollegen unseres Hauses in toto entfernt, die Diagnose histologisch bestätigt.

Diskussion

Beim Vorliegen eines inguinalen Schmerzsyndroms steht die Abklärung einer Leistenhernie durch digitale Untersuchung im Vordergrund. Die Fälle, in denen kein Bruch nachweisbar ist, zwingen zu weiterführenden Untersuchungen. Die Reihenfolge Sonographie, Beckenübersichtsaufnahme und Computertomographie bildet hierzu im Hinblick auf die Belastung des Patienten sicherlich eine vernünftige Grundlage.

Die vorgestellten Fälle sind seltene Ursachen eines chronischen Leistenschmerzes, spiegeln aber unserer Meinung nach die Palette der möglichen Differentialdiagnosen wider. Im Vordergrund stehen beim jugendlichen, sportlichen Patienten sicherlich Affektionen des Skeletts, v. a. im Adduktorenbereich. Insbesondere Fußball- und Eishockeyspieler sind von Insertionstendopathien im Bereich des Schambeins betroffen, da es hier durch abnorme Abspreizbewegungen, durch Hineingrätschen in den Gegner und durch das Spiel mit der Fußinnenseite zu verstärkter Belastung kommt. Diese hartnäckigen Beschwerden sind physikalisch schwierig zu therapieren, wobei der Schwerpunkt auf ausreichendem Stretching und Aufwärmen der Muskulatur vor Belastung liegt. In Extremfällen wird eine Einkerbung des Ansatzes der Adduktorensehnen empfohlen (Akermark u. Johansson 1992).

Seltener sind Knochentumoren im Beckenbereich, wobei Osteoidosteome nahezu verschwindend gering vorkommen. Dominok u. Knoch (1982) konnten in einer Übersicht von 802 Osteoidosteomen nur 15 im Schenkelhals finden. Hierbei handelt es sich um einen gutartigen osteoblastischen Tumor, der durch eine scharfe Begrenzung gegenüber dem übrigen Knochen und eine reaktive Perifokalsklerose gekennzeichnet ist. Die klinisch exakt lokalisierbaren Beschwerden verschwinden mit der En-bloc-Exzision. Mit der digitalen Subtraktionsangiographie steht uns ein elegantes diagnostisches Hilfsmittel zur Verfügung, mit dem der Nachweis des Osteoidosteoms gelang. Eine wichtige Differentialdiagnose sind Streßfrakturen des Beckens und des proximalen Femurs. So wurde die Überlastung des Skeletts als Ursache für Ermüdungsbrüche des Schambeins bei Rekruten, die vor der Einberufung keinen Sport getrieben hatten, angesehen (Selabovich 1954). Dabei wurde der Zug der Adduktorenmuskulatur beim Marschieren auf hartem Boden als Auslöser erachtet. In diesen Fällen hilft diagnostisch die Frage nach körperlicher bzw. nach der Trainingsbelastung weiter. Selbstverständlich muß auch an alle Arten von Traumen mit Spätfolgen gedacht werden.

Entzündliche Erkrankungen spielen im Bereich der Leiste nur eine untergeordnete Rolle, können allerdings dann, wenn sie auftreten, lebensbedrohlich sein. Bei schlechtem Allgemeinzustand des Patienten muß bei Schwellung in der rechten Leiste an einen Psoasabszeß als Manifestation einer verschleppten Appendizitis gedacht werden, wie wir sie vor Jahren in unserer Klinik erleben konnten. Die sorgfältige Erhebung der Anamnese und die klinische Untersuchung sowie die Entzündungsparameter werden erste Hinweise auf die Schwere der Erkrankung geben. Bei allen Prozessen der Unterbauchregion empfiehlt sich neben dem Sonogramm die Computertomographie, die in der Regel schnell über Raumforderungen Aufschluß geben.

Danksagung

Für die Mithilfe bei der Diagnostik und für die Überlassung der Röntgenbilder danken wir dem Leiter der Abteilung Radiologie des Bundeswehrkrankenhauses Ulm, Herrn Oberfeldarzt Professor Dr. W. Bähren, und seinen Mitarbeitern.

Literatur

Akermark C, Johansson C (1992) Tenotomy of the adductor longus tendon in the treatment of chronic groin pain in athletes. Am J Sports Med 20:640–643

Doninok G, Knoch W (1982) Knochengeschwülste und geschwulstähnliche Knochenerkrankungen, 3. Aufl. Fischer, Jena

Selabovich WL (1954) Stress fractures of the pubic ramus. J Bone Joint Surg [Am] 36:573–575

Siewert JR, Bollschweiler E, Hempel K (1990) Wandel der Eingriffshäufigkeit in der Allgemeinchirurgie. Chirurg 61:855–863

Überlegungen zur Differentialdiagnostik und Röntgendiagnostik bei Leistenbeschwerden

A. Klümper

Die differentialdiagnostischen Überlegungen in Verbindung mit der Röntgendiagnostik bei Sportlern mit Leistenbeschwerden – inzwischen wohl endgültig als Sportlerleiste definiert – beinhalten nicht die klinische Diagnostik, sondern morphologische Veränderungen, die mit der Röntgendiagnostik und verwandten Darstellungsmethoden verifizierbar sind.

All diejenigen, die sich mit der anstehenden Problematik intensiv befaßt haben, wissen sehr wohl, daß der Leistenschmerz bei Sportlern keineswegs nur durch besondere Strukturen in der Leiste selbst bzw. durch spezielle anatomische Veränderungen im Leistenkanal hervorgerufen wird, sondern daß in einer Vielzahl der Fälle die Ursachen im Umfeld zu suchen sind.

Overbeck hat als erster in der Literatur auf die verschiedenen, eben auch externen Ursachen hingewiesen.

Die Erfahrungen aus über 30 Jahren Sporttraumatologie und sporttraumatologischer Spezialambulanz haben uns bei Hunderten von Fällen gelehrt, daß bei vielen Sportlern, die keine verifizierbaren Leistenveränderungen oder Irritationen in der umgebenden Muskulatur und ihrer Anhangsgebilde aufweisen, Störungen der Knochen- und Gelenkkonfigurationen, sowie Knochen- und Gelenkstrukturveränderungen aufweisen, die eine Schmerzprojektion in die Leistenregion auslösen.

Differentialdiagnostische Überlegungen

- Periostale Reizzustände
  (Symphyse, Tuberculum pubis, Adduktoren)
- Symphysenlockerungen
- Osteitis (Chondroosteitis)
- Abrißfraktur (z. B. Sitzbein)
- Statische Probleme (Beinlängendifferenz)
- Koxarthrosen
- Veränderungen des LWS (Bandscheibenschäden)

- Myositis ossificans
- Venöse Abflußstörungen
- Appendizitis
- Tumoren

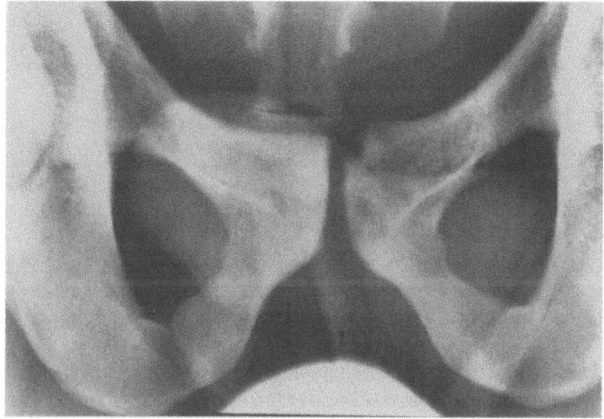

Abb. 1. 18jähriger Fußballspieler, Leistenbeschwerden links ausgeprägter als rechts, Einbeinstand. Symphysenlockerung mit zystisch und randständigen entzündlichen Defekten symphysennah links. Vordiagnose: Grazilissyndrom

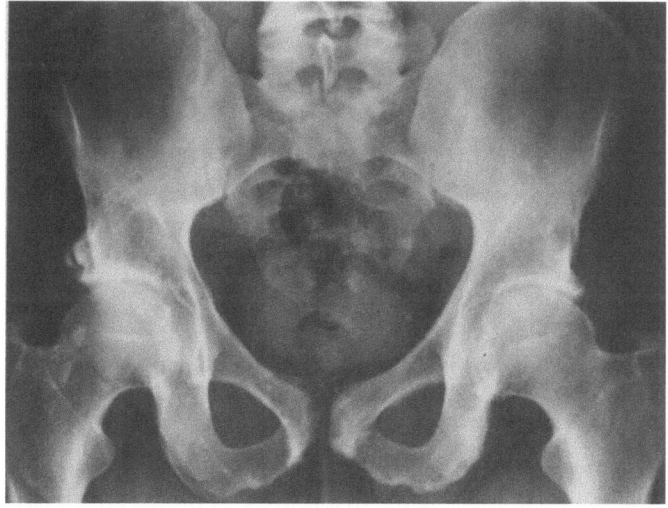

Abb. 2. 45jähriger Hobbyfußballspieler, Leistenbeschwerden rechts; Symphysenruptur, periostale Reaktion absteigender Schambeinast rechts, Chondroosteitis. Vordiagnose: Adduktorenruptur

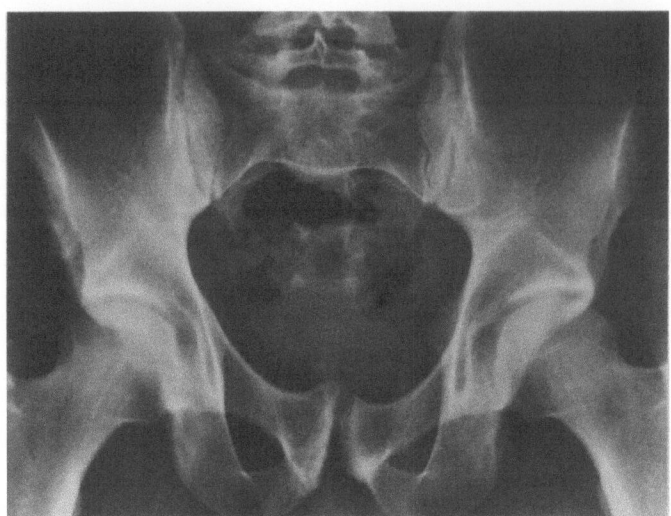

Abb. 3. 25jähriger Fußballspieler, Leistenbeschwerden beidseits; Zustand nach Symphysenruptur mit sekundärer Osteophytenbildung. Vordiagnose: Adduktorenzerrung

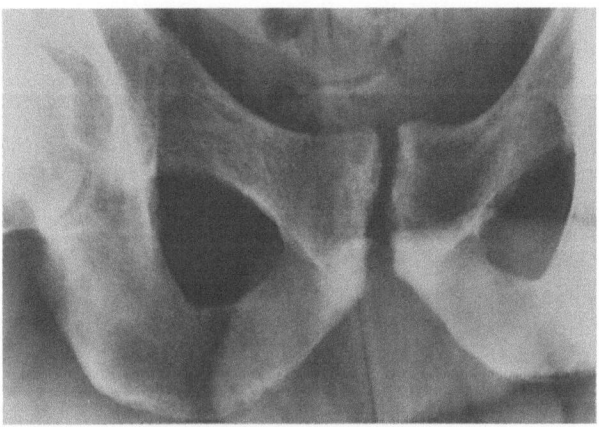

Abb. 4. 24jähriger Fußballspieler, seit 6 Monaten Leistenschmerzen rechts; Symphysenlockerung, chronische Chondroosteitis pubis. Vordiagnose: Teilruptur der Adduktoren

Die röntgenologisch verifizierbaren Veränderungen sind in der Reihenfolge der Häufigeit aufgelistet. Der Vollständigkeit halber muß erwähnt werden, daß bei einer Reihe von Sportlern die Beschwerden auch aus verschiedenen Komplexen resultieren können.

Am häufigsten verbergen sich hinter einer schmerzhaften Sportlerleiste Veränderungen der Symphyse in Form von Symphysenlockerungen mit unspezifischer Chondroosteitis der angrenzenden Schambeinäste (Abb. 1) mit periostalen Reaktionen (Abb. 2), spätere Osteophytenbildung (Abb. 3) oder eine chronische Chondroosteitis (Abb. 4). Mit Abstand am häufigsten sind hier Fußballspieler betroffen und unter diesen die Abwehrspieler, die häufig mit Spagat zum Ball gehen. Hellhörig sollte man werden, im Rahmen der Anamneseerhebung, die nicht sorgfältig genug hinterfragt werden kann, wenn ein plötzliches Schmerzereignis bei Fußballspielern angegeben wird, die im Einbeinstand aus der Körperdrehung den Ball geschossen haben. In all diesen Fällen und bei ausstrahlenden Schmerzen spontan oder bei Palpation entlang des absteigenden Schambeinastes und über der Symphyse erscheint eine Beckenübersichtsaufnahme im Stehen sowie eine Einbeinstandaufnahme der Symphyse sinnvoll.

Leitlinien der Röntgendiagnostik bei Leistenbeschwerden

I. Beckenübersicht im Stehen
   LWS in 2 Ebenen mit Funktionsaufnahme
   Abdomenübersicht im Stehen
II. CT
   Gefäßdarstellung
   NMR
   Kontrastmitteldarstellung Dünndarm/Dickdarm
   Knochenszintigraphie

Beckenringfissuren, -infraktionen oder -frakturen und schließlich Abrißfrakturen an der Sitzbeinregion können Schmerzen auslösen, die in die Leistenregion ausstrahlen. Dies gilt auch für statische Fehlbelastungen mit Beckenschiefstand bzw. Beinlängendifferenz, deren exakte Bestimmung ohnehin nur durch eine Beckenübersichtsaufnahme im Stehen gewährleistet ist. Mit der Beckenübersichtsaufnahme ist die Beurteilung der Iliosakralgelenke möglich, wobei im Vorfeld langwieriger Leistenbeschwerden häufig eine IS-Gelenksymptomatik, IS-Gelenkblockierungen und Beckentorsionen diagnostiziert werden mit allen therapeutischen Konsequenzen, die über lokale Infiltrationen, Akupunktur, Manualtherapie, Sklerosierung bis zum Beckenmieder reichen, obwohl eindeutige Veränderung des äußeren Leistenrings und seiner Umgebung vorliegen.
  Zusätzlich lassen sich noch mit der Beckenübersichtsaufnahme die Hüftgelenke beurteilen; Leistenschmerzen können durchaus ein erstes

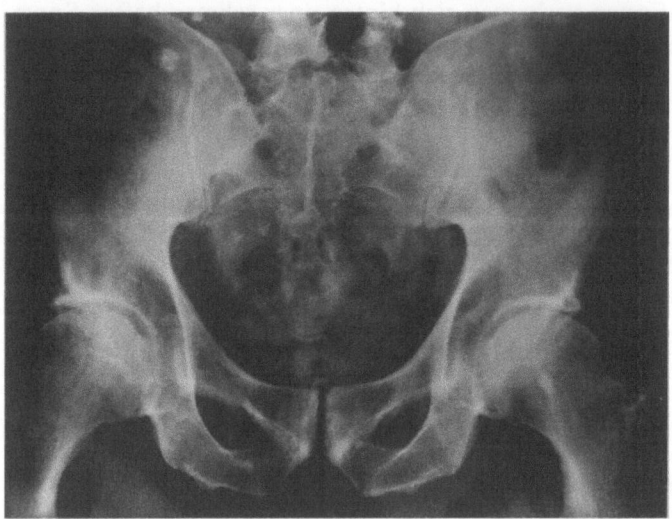

Abb. 5. 50jähriger Freizeitsportler, Leistenschmerzen rechts; ältere Teilruptur der Symphyse mit chronischer Chondroosteitis und knöcherner Spangenbildung am Symphysenrand, Koxarthrose im Stadium II. Vordiagnose: Insertionstendopathie der Adduktoren

Zeichen für Fehlbelastungen bei Coxa valga, Hüftgelenkdysplasien und Koxarthrosen sein (Abb. 5).

Auch Abrißfrakturen oder Kalk- bzw. Knochenmetaplasien in der Umgebung der Hüftgelenke können Leistenbeschwerden im Sinne der Sportlerleiste vortäuschen (Abb. 6); an primäre Knochentumoren oder Knochenmetastasen ist im Rahmen der Differentialdiagnostik zu denken, insbesondere bei persistierenden Beschwerden oder entsprechendem klinischem Befund in der Leistenregion selbst. Fälle mit Sarkomen im Beckenbereich, die über Monate wegen Leistenbeschwerden unter der Diagnose einer Koxalgie – in welcher Form auch immer – behandelt wurden, sind hinreichend bekannt.

Bei persistierenden Leistenbeschwerden, die weder klinisch noch röntgenologisch primär hinreichend erklärt sind, sind deshalb Röntgenkontrollaufnahmen des Beckens erforderlich; man muß aber daran denken und nicht dem Kausalitätsbedürfnis des Sportlers oder Hochleistungssportlers folgen, der auf vermeintliche Schäden der Muskulatur, Sehnen und Bänder, an Knochen und Gelenken fixiert ist.

Finden sich in den Weichteilen der Leistenregion sowie der angrenzenden Muskulatur und auf der Beckenübersichtsaufnahme keine plausiblen Erklärungen für den beklagten Leistenschmerz, muß

Überlegungen zur Differentialdiagnostik und Röntgendiagnostik 49

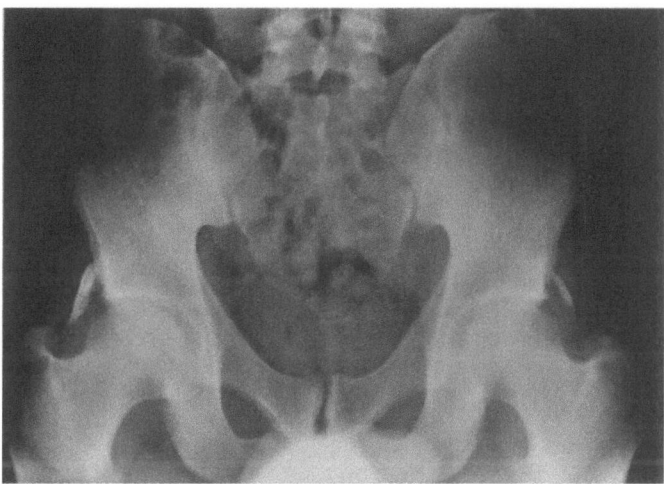

Abb. 6. 30jähriger Fußballspieler, Leistenschmerzen rechts; Knochenausriß mit Dislokation des Fragmentes aus der Ursprungsregion des Rectus femoris. Vordiagnose: Weiche Leiste

die LWS nicht nur in die klinische und die Funktionsdiagnostik, sondern auch röntgenologisch in die Differentialdiagnostik miteinbezogen werden. Dabei sollte nicht nur eine Übersichtsaufnahme – und schon gar nicht im Liegen – sondern es sollten Übersichtsaufnahmen im Stehen in der Mittelstellung sowie Funktionsaufnahmen mit maximaler Inklination und Reklination angefertigt werden.

Diese sind aussagekräftiger und zur Bewertung von Lysen, Listhesen oder sonstigen Segmentlockerungen geeigneter als die immer noch favorisierten Schrägaufnahmen, die nichts über das funktionelle Verhalten der LWS und über ein mögliches Wirbelkörpergleiten aussagen. Bei nicht wenigen Sportlern mit Leistenbeschwerden zeigen die Röntgenaufnahmen erhebliche Veränderungen im Sinne von Bandscheibenschäden, morphologische Veränderungen wie Spondylolisthesen (Abb. 7) und ein funktionelles Fehlverhalten der LWS. Eine gezielte Behandlung bestätigt häufig, daß die Ursache für die angegebenen Leistenbeschwerden in den verschiedenen Segmenten der LWS zu suchen ist.

In seltenen Fällen sind die Leistenbeschwerden auf Phlebitiden oder Thrombophlebitiden im Becken- oder proximalen Oberschenkelbereich zurückzuführen, die dann durch eine Phlebographie verifiziert werden können. Zu den ebenfalls seltenen, aber beobachteten Pathogenesen gehören die Zusammenhänge zwischen einer Appendizitis und Leistenbeschwerden. Bei sonst fehlenden Erklärungen kann

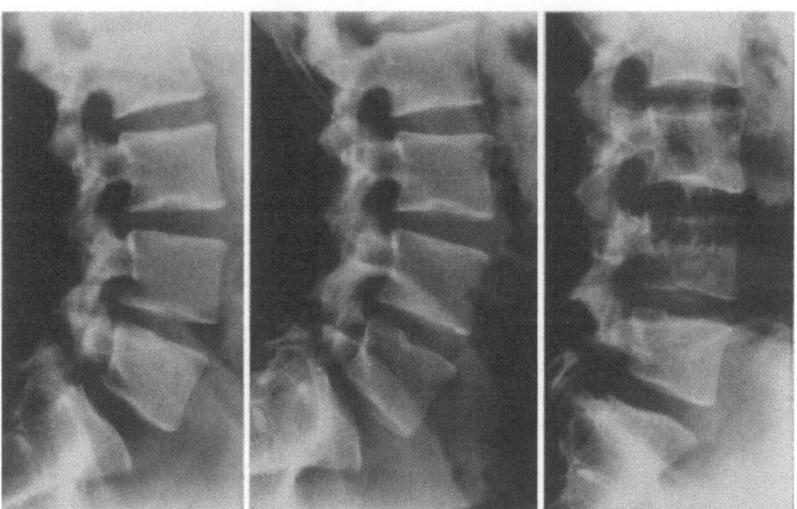

Abb. 7. 25jähriger Leichtathlet, Leistenschmerzen links ausgeprägter als rechts; Spondylolisthesis L5 Typ II. Vordiagnose: Weiche Leiste

eine Abdomenübersichtsaufnahme Hinweise geben und durch umschriebene Gasansammlung im rechten Unterbauch oder eine Kontrastmitteldarstellung des Darmes mit fehlender Darstellung der Appendix einen solchen Verdacht erhärten. Natürlich spielen solche röntgenologischen Darstellungsmethoden am Rande, aber sie können im Rahmen einer häufig nicht einfachen Differentialdiagnostik des Leistenschmerzes sinnvoll sein. Im gleichen Maße gilt dies für die Knochenszintigraphie, mit der sich frühe entzündliche tumoröse Veränderungen im Becken- und LWS-Bereich manifestieren lassen.

Im Zeitalter der Computertomographie (CT) und Kernspintomographie (NMR) erhebt sich natürlich die Frage, inwieweit beide Methoden im Rahmen der Differentialdiagnostik der Sportlerleiste einzusetzen sind. Hier gilt es nur die Frage zu beantworten, ob eine weiterreichende und aussagekräftigere Abbildung der Weichteile der Leiste selber und ihrer näheren Umgebung möglich und sinnvoll ist. Dabei spielen Überlegungen hinsichtlich einer Hernia incipiens, Weichteileinrisse oder -abrisse, eine Samenstrangneuritis oder Inkarzeration in Form der Littre-Hernie eine Rolle. Die Computertomographie sollte nur in wirklichen Ausnahmefällen eingesetzt werden; da die nicht in einer Ebene bzw. Schicht liegenden anatomischen Verhältnisse das Anfertigen von zahlreichen Schnitten beinhalten, würde gleichzeitig die Strahlenbelastung für die Gonaden unzulässig hoch.

In der Literatur werden für die NMR-Untersuchungen in der anstehenden Problematik bisher keinerlei Angaben gemacht. Wir haben selbst mit Hilfe in der NMR-Technik sehr erfahrenen Radiologen bei gesicherter Sportlerleiste mit typischen Symptomen versucht, Leistenringe, Leistenkanal und angrenzende Muskellücken darzustellen. Die Bemühungen waren nicht von Erfolg gekrönt, so daß beim derzeitigen Stand der Technik NMR-Untersuchungen nur im Rahmen der Verifizierung von Muskellücken und offenen Foramina nicht empfehlenswert erscheinen.

Der Vollständigkeit halber soll erwähnt werden, daß die Sonographie in solchen Fällen ebenfalls wenig ergiebig ist.

Zusammenfassend bleibt festzuhalten, daß die aufgezeigte Röntgendiagnostik im Rahmen der Differentialdiagnose der Sportlerleiste einen festen Stellenwert besitzt. Auf diesen sollte wegen existierender Berührungsängste zur angewandten Methode nicht verzichtet werden. Nach allen Regeln der Kunst angefertigte Röntgenaufnahmen verursachen keine Strahlenschäden, auch nicht im Gonadenbereich.

Literatur

Battke G (1989) Sportmedizinische Grundlagen. Deutsch, Frankfurt/Main, S 301

Beermann H (1957) Die Knochenbildung im Bereich periostaler-diaphysärer Sehnen- und Bandansätze. Z Zellforsch 46:635–671

Eger W (1963) Kalziumnachweis und Mineralisation des Knochengewebes. Verh Dtsch Ges Pathol 47:54–68

Elegast HH (1981) Aseptische Nekrosen in Epiphysen, Apophysen und kleinen Knochen. Osteochondrosis dissecans. In: Schinz HR, Baensch WE, Frommholt W, Glauner R, Uehlinger E, Wellauer J (Hrsg) Lehrbuch der Röntgendiagnostik, Bd II/II. Thieme, Stuttgart S 429, 442

Groh H (1971) Wirbelsäulenschäden beim Leistungssport. Sportarzt Sportmed 10:221–226

Hefti F, Morscher E (1985) Die Belastbarkeit des wachsenden Bewegungsapparates. Schweiz Z Sportmed 33:77–84

Heuck F (1976) Der chronisch-traumatische Knochenschaden. In: Diethelm L et al. (Hrsg) Handbuch der medizinischen Radiologie, Bd V/1. Springer, Berlin Heidelberg New York, S 189, 190, 192

Klümper A (1980) Die Belastbarkeit des Knochens aus radiologischer Sicht. In: Die Belastungstoleranz des Bewegungsapparates. Thieme, Stuttgart 1980 (S 106–115)

Klümper A (1982) Knochenerkrankungen. Thieme, Stuttgart, S 2, 5, 60 (Röntgen, Bd 8)

Krejci V, Koch P (1976) Muskelverletzungen und Tendopathien der Sportler. Thieme, Stuttgart

Markau H (1985) Die inguinalen Schmerzsyndrome. Hamb Ärztebl 39:113

Overbeck W (1977) Revision des Leistenkanals bei Hochleistungssportlern. Vortrag, 120. Tagung der Vereinigung Nordwestdeutscher Chirurgen

Overbeck W (1989) Die schmerzhafte Leiste bei Sportlern – eine chirurgische Indikation? Chirurg 60:756–759

Schwemmle K (1981) Schmerzzustände im Bereich von Leiste und Hüfte aus chirurgischer Sicht. Chirurg 52:353

Uehlinger E, Puls P (1967) Funktionelle Anpassung des Knochens auf physiologische Beanspruchung. Langenbecks Arch Klin Chir 319, Verh Dt Ges Chir 84:362–373

Uehlinger E (1959) Der chronisch-traumatische Skelettschaden. Verh Dtsch Ges Pathol 43:27–42

Herniendiagnostik durch Peritoneographie – röntgenologischer Nachweis klinisch nicht tastbarer Hernien

K. Fenn

Untersuchungstechnik, Röntgenanatomie und Röntgenzeichen der Hernien werden aufgrund unserer Erfahrungen bei 1200 Peritoneographien beschrieben. Die Ergebnisse werden mitgeteilt.

Die Mehrzahl der Hernien ist durch die klinische Untersuchung eindeutig zu diagnostizieren. Wenn jedoch Vorgeschichte und Beschwerden für eine Hernie sprechen, bei der Palpation jedoch keine Hernie nachweisbar ist, so ist zum Nachweis oder Ausschluß einer nicht tastbaren Hernie eine Peritoneographie angezeigt.

Untersuchungstechnik

Die Bauchhöhle wird im linken Unterbauch am Übergang von mittleren zum lateralen Drittel der Monroe-Linie zwischen Nabel und Spina iliaca anterior superior mit der Veress-Nadel punktiert. Unter intermittierender Durchleuchtung werden 80 ml nichtionisches Kontrastmittel (200 mg Jod/ml) injiziert. Am etwa 60 Grad aufgerichteten Gerät werden Zielaufnahmen in Bauchlage und in Rückenlage gemacht. Öfter füllt sich der Bruchsack erst nach Lagewechsel und kräftigem Pressen.

Kontraindikationen: Kontrastmittelunverträglichkeit, Infektion der Bauchdecken, sehr ausgeprägter Meteorisms.

Komplikationen

Bei unseren 1200 Untersuchungen trat keine ernsthafte Komplikation auf. Zweimal wurden der Dickdarm, und zweimal der Dünndarm angestochen, ohne merkbare Folgen. Reizerscheinungen des Peritoneums durch das Kontrastmittel haben wir nach Gebrauch nichtionischen Kontrastmittels nicht mehr gesehen.

Die Untersuchung kann ambulant durchgeführt werden und dauert etwa 20 min. Strahlenbelastung: 8–15 dGy · cm^2 (Flächen-Dosis-Produkt).

Ziel der Untersuchung ist der Nachweis des kontrastgefüllten Bruchsackes oder die Darstellung normaler anatomischer Verhältnisse im Bereich der möglichen Bruchpforten.

Normale Röntgenanatomie und Röntgenzeichen der Hernien

Die Plica inguinalis lateralis trennt die Fossa inguinalis lateralis von der Fossa inguinalis medialis. Diese ist nach medial durch die Plica umbilicalis medialis von der Fossa supravesicalis abgegrenzt (Abb. 1).

Bei der indirekten Leistenhernie geht der Bruchsack aus der Fossa inguinalis lateralis schräg nach unten medial (Abb. 2 und 3).

Bei der direkten Leistenhernie wölbt sich der Bruchsack aus der Fossa inguinalis medialis etwa parallel zur Körperlängsachse vor (Abb. 3 und 4).

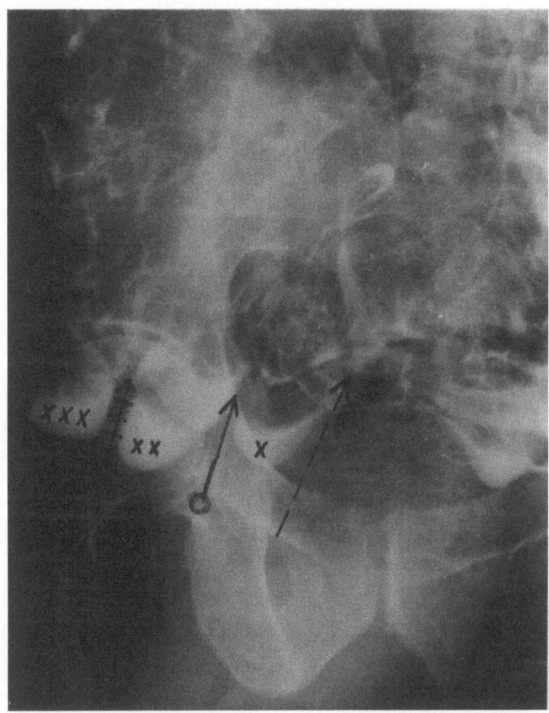

Abb. 1. Normale Röntgenanatomie einer Hernie: ⚹ Plica inguinalis lateralis, ××× Fossa inguinalis lateralis, ×× Fossa inguinalis medialis, ♂ Plica inguinalis medialis, × Fossa supravesicalis

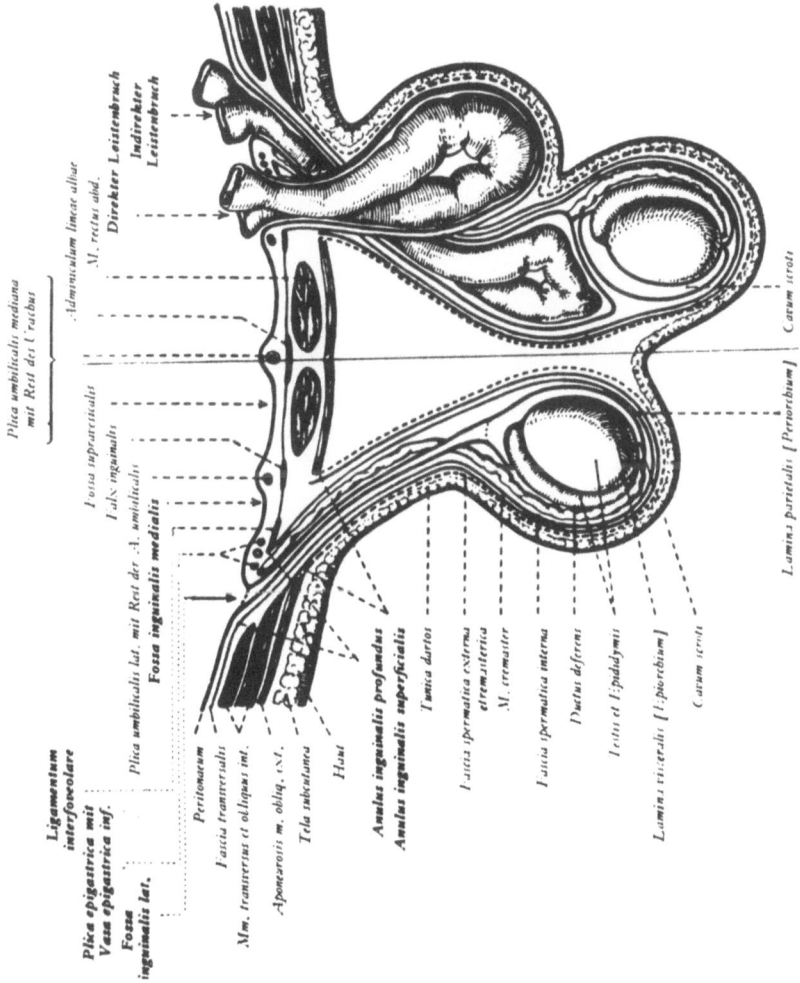

Abb. 2. Verlauf der Bruchpforten und des Bruchsackes bei der indirekten und bei der direkten Leistenhernie. (Nach Waldeyer 1942)

Bei der Schenkelhernie befindet sich der Bruchsack unterhalb des Leistenbandes.

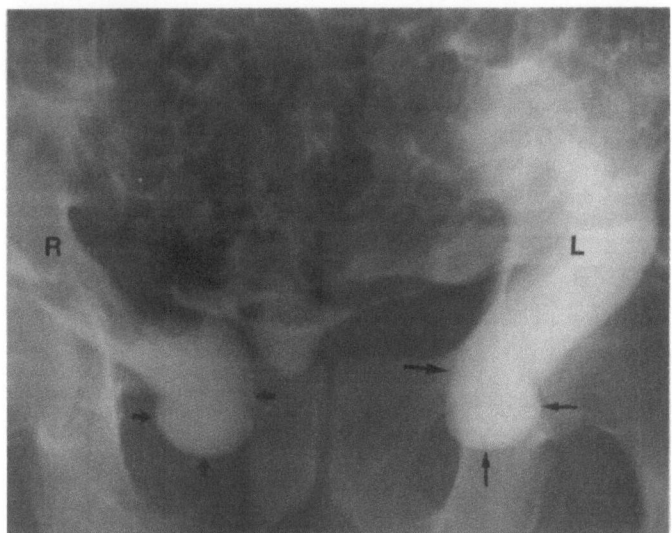

Abb. 3. Aufnahme in Rückenlage, doppelseitige indirekte Leistenhernie mit typischem Verlauf des Bruchsacks. Die 10 × 3,5 cm messende Hernie links (*lange Pfeile*) war präoperativ nicht tastbar. Die etwas kleinere Hernie rechts (*kurze Pfeile*) war tastbar

Ergebnisse

750 Patienten wurden in Bruchsal wegen Verdacht auf eine nicht tastbare Hernie peritoneographiert. 374 dieser Patienten (49,9%) hatten eine nicht tastbare Hernie. 38% hatten eine einseitige Leistenhernie, 8,6% doppelseitige Leistenhernien, 2% eine Schenkelhernie und bei 1,3% kamen seltene Hernien vor (Hernia obturatoria, Spigel-Hernie, Hernia perinealis posterior). Die indirekten Leistenhernien waren 2,4mal häufiger als die direkten. Die größte nicht tastbare Hernie war 10 × 3,5 cm. Bei allen operierten Patienten wurde die Diagnose „Hernie" bestätigt. Die Zuordnung direkte – indirekte Leistenhernie war mehrmals falsch. Dies ändert jedoch nichts an der Operationsindikation.

Im Rahmen einer Studie über die Effizienz der Operationsmethoden wurden zusätzlich 450 Patienten, meist 1–3 Jahre nach einer Leistenbruchoperation, peritoneographiert. Dieses Kollektiv soll hier jedoch nicht näher besprochen werden.

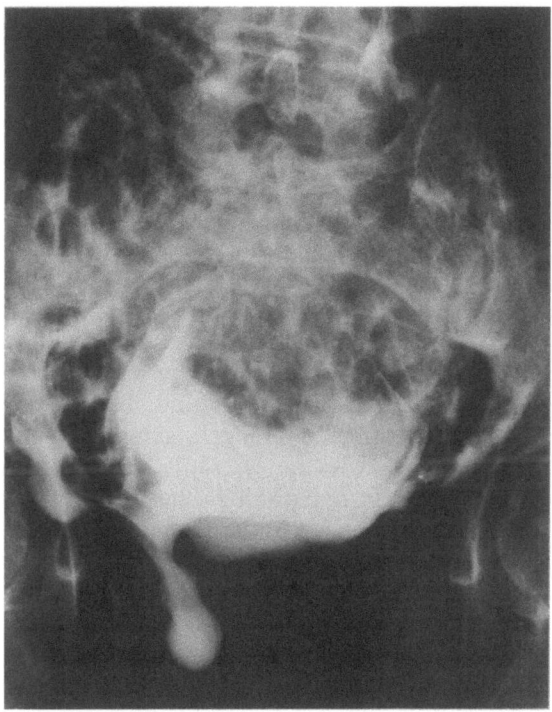

Abb. 4. 6×2 cm messende Rezidivleistenhernie rechts mit typischem Verlauf des Bruchsacks aus der Fossa inguinalis medialis. Die Hernie war präoperativ nicht tastbar

Schlußfolgerung

Hernien werden in der Regel klinisch diagnostiziert. Nicht tastbare Hernien sind nicht selten. Methode der Wahl zu ihrem Nachweis ist die Peritoneographie. Die Methode ist sicher, einfach und kann überall durchgeführt werden.

Literatur

Waldeyer A (1942) Anatomie des Menschen. de Gruyter, Berlin
Wrazidlo W, Karl E-L, Koch K (1989) Herniendiagnostik durch Peritoneographie. Fortschr Röntgenstr 150:699–703

Konservative Therapie der Leistenbeschwerden bei Sportlern und Hochleistungssportlern

A. Klümper

Bevor eine Indikation zur Operation gestellt wird, muß eine konservative Behandlung vorausgegangen sein (Overbeck 1989). Das gilt auch für einen anatomischen Befund, bei dem die Lücke des äußeren Leistenringes für einen Zeigefinger gut eingängig oder noch weiter ist. Die hier ausgewiesene Therapie bezieht sich auf Leistenschmerzen, deren Ursachen, in pathologischen Strukturen der Leiste selbst oder in morphologischen Veränderungen im Leistenkanal bzw. in der nächsten Umgebung zu suchen sind.

Entsprechend der Vielfalt möglicher morphologischer Veränderungen auch auf engstem Raum kann eine konservative Therapie nur erfolgreich sein auf dem Boden einer exakten und richtigen Diagnose. Daraus resultieren Überlegungen zur Behandlung, wobei das Konzept physikalische Therapie einschließlich der Elektrotherapie sowie die manuelle Therapie bzw. Krankengymnastik beinhalten kann. Beide Therapieformen werden an anderer Stelle behandelt. Ein Therapiekonzept beinhaltet die medikamentöse Behandlung auf oralem Wege, perkutan oder per injectionem. Zu den erfolgreichsten Therpieformen zählt bei entzündlichen Reizzuständen die Entzündungsbestrahlung unter Röntgentiefentherapiebedingungen. Zu den Richtlinien jeder konservativen Therapie gehört zwar die Erzielung der Schmerzfreiheit, aber entscheidend ist das Erreichen des Funktionsfähigkeit und die volle Belastungsfähigkeit unter sportlicher Belastung.

Auch ohne Gewebezerstörung mit Blutung und anschließender Hämatombildung reagiert das betroffene Gewebe zumindest mit einem entzündlichen Reizzustand, der ein Ödem zur Folge hat. Die odematösen Schwellungen treten oft mit einiger Verzögerung nach einer Gewebeläsion auf.

Im Gefäßbereich kommt es am Ort der Gewebeschädigung zu einer lokalen Durchblutungsstörung mit Steigerung der Gefäßpermeabilität, Exsudation von Blutplasmen und Transmigration von Blutzellen. Eine entscheidende Rolle spielen hierbei die sog. Mediatoren der Entzündung. Sie besitzen einerseits selbst eine schmerzerregende Wirkung, andererseits erhöhen sie die Gefäßpermeabilität. Zu den wichtigsten und derzeit bekannten Mediatoren zählen das Histamin und Serotonin, das Kininsystem mit dem Bradykinin sowie die Prostaglandine. Der mit der Ödembildung entstehende Gewebedruck erregt die Nozirezeptoren und gilt überwiegend als auslösendes Moment für den Schmerz. Bereits kurz nach einer Zell- und Gewebeschädigung setzen reparative Vorgänge ein. Entsprechend dem morphologischen Substrat und den genannten pathophysiologischen Vorgängen im Zellbereich muß die Überlegung einsetzen, welches Spektrum von Wirksubstanzen zu einer Verbesserung der Situation führen kann.

Das Wirkungsspektrum umfaßt Analgesie, Resorptionsbeschleunigung, Durchblutungsregulierung, Reiz- und Entzündungshemmung sowie die Unterstützung der Heilung und Regeneration. Bei der Durchblutungsregulierung soll der Gefäßtonus beeinflußt werden, damit ein genügender arterieller Zufluß gegeben ist, um Bausteine zur Reparation anzuliefern. Der Venenabfluß soll funktionieren, damit Gewebetrümmer, einschließlich evtl. vorhandener Hämatome und Ödeme abtransportiert werden können. Reiz- und Entzündungshemmung muß erzielt werden, damit es nicht zu einer weiteren Schädigung im Zellbereich kommt. Die Stimulierung von Regenerations- und Reparationsprozessen ist für eine schnelle Heilung wünschenswert.

Die Wege der Applikation sind in Form der systemischen oder lokalen Anwendung von Medikamenten vorgezeichnet. In der sporttraumatologisch ausgerichteten Medizin spielen im Rahmen der systemischen Anwendung nur die orale und i.m.-Applikationen eine Rolle. Die rektale Anwendung kann vernachlässigt werden. Für die lokale Applikation steht der perkutane Weg oder die Einbringung von Substanzen per injectionem zur Verfügung.

Entsprechend den bisher aufgezeigten Wegen ist das erste therapeutische Ziel nach einer Verletzung die *Schmerzstillung*. Um dieses Wirkungsziel zu erreichen, stehen in erster Linie nichtsteroidale Antirheumatika zur Verfügung. Es handelt sich um Derivate schwacher, Carbonsäuren.

Wirkungsziel: Analgesie (Frühphase der Verletzung bis 48 h nach dem Trauma):

- *Nichtsteroide Antirheumatika* (Derivate schwacher Carbonsäuren): Acetylsalicylsäure – Diclofenac, Ibuprofen – Indometacin – Piroxicam
- *Pyrazolonderivate:* Propyphenazon – Metamizol
- *Amunophenolderivate:* Paracetamol
- *Pflanzliche Präparate:* Aconitum – Betulae – Rhus toxicodendron

Hauptvertreter der Pyrazolonderivate ist das Metamizol. Als Wirkungsspektrum für NSAR und Pyrazolonderivate ist die Prostaglandinsynthesehemmung am besten gesichert. Prostaglandin E^2 stellt die Empfindlichkeit der Nozirezeptoren gegenüber den algetisch wirksamen Substanzen Bradykinin, Histamin und Serotonin ein, Paracetamol wird in zunehmendem Maß in analgetisch wirksamen Medikamenten verwendet. Die pflanzlichen Wirksubstanzen werden meist in Kombinationspräparaten angeboten.

Für die *Resorptionsbeschleunigung* und *Durchblutungsregulierung* stehen als wichtigste Substanzgruppe die Roßkastanienextrakte mit dem Hauptwirkstoff Aescin und andere pflanzliche Präparate zur Verfügung:

- *Roßkastanienextrakte:* Aescin
- *Andere pflanzliche Präparate:* Arnika – Rutin – Hamamelis
- *Enzympräparate:* Bromelain – Kombinationspräparate
  (verschiedene Enzyme)

Die Wirkungsmechanismen werden bei der perkutanen Therapie erläutert. Die Enzympräparate setzen durch Fibrinolyse die Viskosität des Exsudates herab, normalisieren die Gefäßpermeabilität und führen dadurch zu einer Verminderung des Ödems.

Für die Entzündungshemmung spielen erneut die nichtsteroidalen Antirheumatika eine wichtige Rolle mit Ansatzpunkt in der Prostaglandinsynthesehemmung bei der Bildung der Arachidonsäure durch Blockierung der dazu erforderlichen Zyklooxygenase. Dadurch wird die biologische Wirkung dieser Gewebehormone mit der Ausprägung der typischen Zeichen einer Entzündung und deren Schmerzhaftigkeit gehemmt. Weitere Wirkungen werden durch die Hemmung kataboler Enzyme erzielt. Insgesamt ist die Therapie mit NSAR als symptomatisch zu bezeichnen. Die NSAR erlauben im Konzept der Behandlung von Sportverletzungen eine Doppelstrategie, da sowohl Analgesie als auch Entzündungshemmung mit gleicher Substanz abgedeckt werden können. Entscheidend für die Auswahl eine NSAR ist, ob die analgetische oder antiphlogistische Wirkung im Vordergrund stehen soll. Übewiegend antiphlogistisch wirkende NSAR sind z. B. Diclophenac, Indometazin, Peroxicam; überwiegend analgetisch wirkende NSAR sind Ibuprofen, Flufenaminsäure. Die unterschiedliche therapeutische Breite der einzelnen Präparate sollte berücksichtig werden; die bekannten wesentlichen Nebenwirkungen, z. B. Koordinationsstörungen, sind im Einzelfall nicht sicher vorhersehbar, so daß der für einen bestimmten Patienten optimale Wirkstoff in der Regel erst ausgetestet werden muß.

Eine weitere Substanzgruppe im Rahmen der gesicherten Entzündungshemmung sind Kortison und Kortikoide, die jedoch unter Berücksichtigung bekannter systemischer Nebenwirkungen nur in Ausnahmefällen eingesetzt werden sollten.

Für Enzyme wie Trypsin und Chymotrypsin, Bromelain sowie für Enzymgemische konnte eine entzündungshemmende Wirkung nachgewiesen werden. Im Vergleich zu den NSAR besitzen die Enzympräparate eine geringere antiphlogistische Potenz, sind in der Regel aber ausgezeichnet verträglich mit geringem Nebenwirkungsrisiko. Sie empfehlen sich deshalb für eine breite Anwendung gerade im Sport für schmerzhafte Reizzustände mit leichterer oder mittelstarker entzündlicher Reaktion. Unter den pflanzlichen Substanzen besitzen in erster Linie Aescin, Arnika, Aconitum und Echinacea eine antientzündliche Wirkung.

Zur *Beschleunigung* von *Heilung* und *Regeneration* sind pflanzliche Präparate, Vitamine und Elektrolyte, die im Organismus vielfältige Koenzymfunktion besitzen, zytoplasmatische Substanzen und schließlich aus Kälberblut gewonnenes deproteinisiertes Hämoderivat, das die Sauerstoffaufnahme und den O^2-Verbrauch sowie die Glukoseaufnahme und -verwertung steigert und somit zu einer Verbesserung der zellulären aeroben Energiegewinnung führt, indiziert. Nur ein Teil der auch oral zur Verfügung stehenden Substanzen kann auch i.m. verabreicht werden. Der Vorteil der i.m.-Injektionen ist ein schnelleres Erreichen des Wirkungsspektrums im Plasma.

Die perkutan verwendbaren Medikamente liegen in Salbenform, als Linimente, Liquida, Öle, Gele und Emulsionsgele vor. Die schmerzlindernden und heilungsfördernden Salben gehören wohl zu der häufigsten medizinischen Anwendung mit Erfahrungen, die weit in das Mittelalter zurückreichen. Von der überlieferten Annahme, eine ausreichende Penetration von Wirksubstanzen durch die Haut könne nicht erzielt werden, heißt es endgültig Abschied nehmen. Genügend ernstzunehmende wissenschaftliche Arbeiten beweisen die Penetration von Substanzen durch die Haut in die Weichteilgewebe sowie ihren Übergang in Blut- und Lymphgefäße. Es ist aber nicht nur der Substanztransfer durch die gesamte Haut, sondern auch die therapeutische Effektivität vieler Wirksubstanzen nachgewiesen. Für eine möglichst optimale perkutane Therapie gelten die gleichen Überlegungen, wie sie im Rahmen der oralen medikamentösen Behandlung mit den entsprechenden Wirkungszielen aufgezeigt wurden.

Für das Wirkungsziel *Analgesie* sind 5 verschiedene Substanzgruppen geeignet. In erster Linie sind es rein lokal anästhetisch wirksame Substanzen wie Benzocain, Lidocain, Leucinocain, Bupivacain und Polydocanol. Eine 2. Gruppe umfaßt die nichtsteroidalen Antirheumatika. DMSO ist eine hochprozentig polare organische Substanz mit analgetischer Wirkung und der Fähigkeit, als Carrier eine Reihe von Verbindungen durch die Haut zu transportieren. Zur Schmerzlinderung tragen Kortison, Kortikoide sowie pflanzliche Extrakte bei wie

Aconitum, Cycloglossum, Conium maculatum. Eukalyptus und Menthol sind leicht flüchtig und bewirken über einen Kühleffekt eine Oberflächenanästhesie.

Bei der *Resorptionsbeschleunigung* und in der ödemableitenden Wirksamkeit kommt den Roßkastanienextrakten und v. a. hier dem Aescin eine besondere Bedeutung zu. Aescin wirkt gefäßabdichtend und steigert über einen Oberflächeneffekt die Benetzbarkeit der Gefäßwände von innen. Das erleichtert über eine Erhöhung des onkotischen Druckes den Abtransport der Ödemflüssigkeit. Ähnliche oder gleiche Wirkung hinsichtlich Ödemhemmung oder -beseitigung weisen andere pflanzliche Präparate auf wie Arnika, Lachesis muta, Hamamelis. Die Eigenschaften des Heparins und der Heparinoide sind vielschichtig. Die abschwellende Wirkung auf intra- oder subepidermale Ödeme konnte nachgewiesen werden, ebenso die rasche Resorption von Hämatomen. Über die blutgerinnungshemmende Wirkung hinaus besitzen Heparin und Heparinoide gefäßerweiternde und zirkulationsfördernde Eigenschaften. Die Hyaluronidase ermöglicht über Verflüssigung die Resorption von Ödem und Hämatomen.

Für die Substanzen, die zu einer *Reiz- und Entzündungshemmung* beitragen, gilt, daß die Mehrzahl der Präparate eine Mehrfachwirkung besitzt. Roßkastanienextrakte und hier v. a. Aescin entfalten ihren ödemhemmenden Effekt im Initialstadium eines entzündlichen Reizzustandes; Flavone bzw. bioflavonoidhaltige Extrakte und andere pflanzliche Präparate greifen – soweit wissenschaftlich geklärt – in weitere Phasen der Entzündung ein. Heparin und Heparinoide wirken antiinflammatorisch über eine Beeinflussung der Chemotaxis der Leukozyten und Makrophagen sowie Hemmung der Mastzellstimulierung. Damit binden und neutralisieren sie Histamin. Der antiphlogistische Wirkungsmechanismus des DMSO ist nicht so klar darstellbar wie die bereits beschriebene Prostaglandinsynthesehemmung als wichtigster Teilaspekt der komplexen Wirkung der NSAR.

Die Effektivität der Substanzen zur *Beschleunigung* von *Heilung* und *Regeneration* stützt sich stark auf – allerdings unumgängliche – klinische Tests. Entsprechend wird eine Beschleunigung der Heilung und Regeneration pflanzlichen Präparaten wie Aristolochia, Arnika, Calendula und Echinacea zugeschrieben. Indirekt wirken nachweislich Allantoin und Dexpanthenol durch deutliche Steigerung der transdermalen Permeation von Heparin. Allantoin fördert die Entwicklung gesunder Zellen, heilt Wunden und beschleunigt die Vernarbung. Daß Organextrakte einen günstigen Effekt besitzen, zeigt die Überprüfung verschiedener Heparinoide, wobei die Organoheparinoide besonders wirksam waren. Die ätherischen Öle beeinflussen Durchblutungsstörungen und erzielen über viszerokutane Reflexe eine der Heilung dienende Durchblutungsförderung in tiefer liegenden Organen.

Um zu einer möglichst wirkungsvollen Therapie zu kommen, muß der Therapeut überlegen, welches Wirkungsziel aufgrund der Kenntnis des morphologischen Substrates in der jeweiligen Situation am wichtigsten ist. Handelt es sich um eine frische Verletzung und Weichteilschwellung mit Ödembildung, sollten – abgesehen von der gewünschten Analgesie – in erster Linie Stubstanzen eingesetzt werden, die eine Resorptionsbeschleunigung erzielen (s. S. 62). Gleichzeitig ist zu bedenken, daß das Ödem durch die immer vorhandene lokale Entzündung mitunterhalten wird. Es sind somit reiz- und entzündungshemmende Präparate indiziert. Je nach Schweregrad der Gewebeläsion kann sich eine Kombination oraler und perkutan wirksamer Medikamente als sinnvoll erweisen.

Steht bei einer ausgeprägten Insertionstendinose der entzündliche Reizzustand im Vordergrund, ist das wichtigste Wirkungsziel die Entzündungshemmung. Entsprechend muß die Medikamentenauswahl erfolgen. Das angestrebte Wirkungsziel ändert sich natürlich im zeitlichen Ablauf einer Verletzung entsprechend dem klinischen Befund und der damit wahrscheinlich vorliegenden Gewebesituation. Die Analgesie ist vordringliches Wirkungsziel während der ersten Stunden bis maximal 48 h nach einem Trauma. Während der Wundphase, die sich bei Frischverletzungen über mindestens 4–8 Tage erstreckt, stehen die Reiz- und Entzündungshemmung, Resorptionsbeschleunigung und Durchblutungsregulierung im Vordergrund. Nach Abklingen der Wundphase, in der sog. Heilphase, wird die Stimulierung von Heilung und Regeneration zunehmend wichtiger. In der Heilphase gewinnen dann auch Medikamente mit mild hyperämisierenden Substanzen an Bedeutung; in jeder Akutphase ist eine Hyperämie am Verletzungsort absolut unerwünscht. Die hyperämisierenden Substanzen haben ihre Bedeutung in der Rehabilitationsphase sowie bei der Behandlung degenerativer Veränderungen des Bewegungsapparates.

Die Wirkungsziele der lokalen Injektionstherapie sind natürlich in gleicher Form in die Überlegungen zur Behandlung von Sportverletzungen eingebunden. Dabei bleibt zur Technik zu sagen, daß es sich praktisch nie um kutane oder subkutane Infiltrationen und nie um alleinige Injektionen eines Lokalanästhetikums handelt, sondern um gezielte transkutane Injektionen von Wirksubstanzen an den gewünschten Ort. Zu einer weitgehend schmerzlosen Injektionstechnik gehört eine effektive Lokalanästhesie. Lokalanästhesie und die Infiltration der Wirksubstanzen erfolgen somit immer getrennt. Bei Muskelverletzungen und Insertionstendinosen, wie sie bei Leistenschmerzen häufig vorliegen, hat sich eine Injektionsbehandlung bewährt, die aus einem Gemisch eines aus Kälberblut gewonnenen deproteinisierten Hämoderivats, einem Mischpräparat aus gereinigtem Bienenhonig und Procainhydrochlorid sowie aus Natriumhydrogencarbonat besteht. Das Gemisch wird in die traumatisierte oder schmerzhafte Geweberegion infiltriert, wobei – je nach Ausdehnung der morphologischen Veränderungen – mehrere möglichst dünne Nadeln zur Injektion verwendet werden. Die erste Infiltration erfolgt in der Regel im Rahmen der ambulanten Behandlung möglichst frühzeitig nach aufgetretenen Schmerzen bzw. Gewebeläsionen. Die Injektionen werden dann optimalerweise noch ein- oder zweimal in der laufenden Woche wiederholt. Durch die beschriebene Behandlung kann der Heilverlauf einer Gewebeverletzung im Muskel-, Sehnen- oder Bandbereich deutlich beschleunigt werden, und es kommt zu geringen oder gar keinen Problemen durch Narbengewebe nach Ausheilung der Verletzung.

Für Insertionstendinosen hat sich eine Kombination aus einem Mischpräparat pflanzlicher Substanzen (z. B. Traumeel) zusammen mit Pangamsäure und Procainhydrochlorid bewährt. In Fällen, bei den wir mit dieser Kombination und der begleitenden physikalischen Therapie keinen Erfolg erzielen, verwenden wir zusätzlich ein nichtkristallines Kortikoid.

Gerade bei dem häufig komplexen Geschehen, das den Leistenschmerzen zugrundeliegt, ist es wichtig, die gesamte Palette möglicher therapeutischer Anwendungen zu berücksichtigen, insbesondere im Rahmen der Regeneration und dauerhaften Belastungsfähigkeit:

- *Physiotherapeutische Maßnahmen:* (Hyperämisierung/Wärmeanwendung)
- *Perkutane Therapie:* Analgesie, Resorptionsbeschleunigung/Durchblutungsregulierung, Reizhemmung/Entzündungshemmung, Heilung/Regeneration
- *Orale Medikation:* Vitamine/Mineralien/pflanzliche Präparate/Enzympräparate/spezielle Nahrungsbestandteile/homöopathische Substanzen
- *Lokale Injektionen:* Infiltrationen des Sehnen- und Bandapparates
- *Intraartikuläre Injektionen:* mindestens 1,5 Jahre alle 3–8 Wochen

Besteht keine Indikation zu einem operativen Vorgehen bei einer schmerzhaften Sportlerleiste und versagt die medikamentöse Therapie, dann ist durchaus eine lokale Entzündungsbestrahlung unter Röntgentiefentherapiebedingungen angezeigt. Die Entzündungsbestrahlung ist wohl eine der ältesten in Kontinuität und erfolgreich angewendete Therapiemethode bei entzündlichen Reizzuständen des Bewegungsapparates. Der eigentliche Beginn ist auf 1924 zu datieren. Nach 1945 ist diese Therapieform etwas in Vergessenheit geraten, jetzt ist ihre Bedeutung wieder erkannt und das Anwendungsspektrum nimmt kontinuierlich zu.

Bei morphologischen Veränderungen, die mit an Sicherheit grenzender Wahrscheinlichkeit entzündliche Reizzustände mit lokalen und in die Umgebung ausstrahlenden Schmerzen beinhalten, applizieren wir über entsprechende große Felder 6×1,0 Gy bei einer Röhrenspannung zwischen 200–300 kV und einer Röhrenstromstärke von 15–20 mA sowie einer Filterung 1 mm Kupfer oder Thoräus I. Hinsichtlich des Wirkungsmechanismus der Entzündungsbestrahlung werden 3 verschiedene Wirkungstheorien diskutiert. Im Rahmen der zellulär-fermentativen Theorie wird eine Wirkung über eine gesteigerte Leukotaxis, verursacht durch die Entzündungsbestrahlung, einen vermehrten Zerfall von Exsudations- und Infiltrationszellen sowie einen erhöhten Anfall von proteolytischen Fermenten aus zerfallen Leukozyten postuliert, ein gewebeentquellender Effekt durch die Anregung der Phagozytose und die Steigerung von Resorptionsvorgängen.

Die neuroregulative Theorie besagt, daß über den Angriff einer H-Substanz am Gefäßnervensystem, die unter Bestrahlung freigesetzt wird, eine Wirkung am Gefäßendothel erfolgt, die sich in einer Beschleunigung der Resorptionsvorgänge bei gleichzeitiger Verminderung von Hyperämie und Exsudation äußert. Eine strahleninduzierte Beeinflussung des neuroendokrinen Systems soll zu einer Erregungsverhinderung führen und durch die Vermittlung des vegetativen Nervensystems eine Umstellung der Lebensfunktion einzelner Zellen herbeiführen.

Die Wirkungsgrundlage der elektrochemischen Theorie ist die Verschiebung der HOH-Ionen-Konzentration im Gewebe. Experimentell ist bereits 1970 eine Frühazidose und eine langanhaltende Spätalkalose nach Bestrahlung nachgewiesen worden. Der Circulus vitiosus der Entzündungsreaktionen wird hierbei unterbrochen. Unter den von uns gewählten Bestrahlungsbedingungen wird somit im bestrahlten Gewebe eine physiologische Alkalose erzielt, eine lokale Hyperämie, eine Aktivierung der Mesenchymzellen, verbunden mit direkter schmerzstillender Wirkung. Bei den durchaus sehr positiven Therapieergebnissen stellt sich die Frage, welche nachteiligen Wirkungen von dieser Therapie zu erwarten sind. Bei einer Vielzahl von Patienten, aber auch vielen Medizinern besteht aus Angst vor der Strahlenbelastung eine grundlegende Ablehnung dieser Therapiemethode. Sie begründet sich sicher z. T. auf einer entsprechenden Sensibilisierung bezüglich radioaktiver Strahlung durch die Medien, zum anderen aber auch auf Unkenntnis der Bestrahlungsparameter hinsichtlich der lokalen Gewebedosen und Keimdrüsendosen. Unter Berücksichtigung der ausgewiesenen Strahlenschutzmaßnahmen mit

Tabelle 1. Vergleich der Gonadendosen. (Nach BGA 1978)

Maßnahmen	Gonadendosis in mSv	
	M	W
Entzündungsbestrahlung Epi.	3	
Beckenübersicht	2	4
LWS	1.3	3
Herzkatheter	36	90
Nat. Gonadendosis/J.	1	1

Tabelle 2. Wirkungsdauer verschiedener Behandlungsmethoden. (Nach Dalicho 1956)

Wirkungsdauer	Maximal	$\bar{x}$
Neuraltherapie	3 Monate	1 Monat
Segmentmassage	9 Monate	5 Monate
Ultraschall	2 Jahre	6 Monate
Entzündungsbestrahlung	5 Jahre	1 Jahr
Eigene Untersuchung	10 Jahre	2 Jahre

regulärer Abdeckung durch Bleiummantelung der männlichen Gonaden – weiblichen Gonaden können vernachlässigt werden, da es bei der Frau die Sportlerleiste praktisch nicht gibt –, liegt die Gonadendosis auf 6 Sitzungen der gesamten Therapie hoch gerechnet bei 4–5 mSv; bei einer diagnostischen Röntgenaufnahme der Lendenwirbelsäule werden 1,3–1,5 mSv, und bei einer Beckenübersichtsaufnahme 2–4 mSv erreicht, bei einer Herzkatheteruntersuchung wird der Wert für die Gonadendosis im Vergleich zur Entzündungsbestrahlung um fast das 10fache überschritten (Tabelle 1).

Die Entzündungsbestrahlung stellt damit eine effektive Therapieform zur Bestrahlung schmerzhafter Leisten im Sport dar, wobei die Gonadendosen in der Größenordnung röntgendiagnostischer Maßnahmen liegen. Vergleicht man die Effektivität verschiedener Behandlungsmethoden (Tabelle 2), dann ist die Entzündungsbestrahlung z. B. einer Neuraltherapie, einer Segmentmassage und einer Ultraschallbehandlung sehr deutlich überlegen.

Bei allen therapeutischen Überlegungen ist jedoch die entscheidende Voraussetzung für die Wiederherstellung der sportlichen Funktions- und Belastungsfähigkeit ein optimaler Regenerationsprozeß zur Vermeidung jeglicher Entlastungssyndrome.

Literatur

Bakke SN (1939) Über die Röntgenbehandlung chronisch unspezifischer Gelenkleiden. Acta Radiol 20:357
Broghammer H (1965) Klinische und tierexperimentelle Untersuchungen über Wirkungen von Acethaemyl. Münch Med Wochenschr 107:107–113
Buddecke E (1978) Entzündung. In: Pathobiochemie 2. Aufl. de Gruyter, Berlin New York, S 386
Carillo AR (1972) Klinische Untersuchungen eines enzymatischen Entzündungshemmers in der Unfallchirurgie. Ärzt Prax 24:2307
Chyla G (1954) Klinische und experimentelle Erfahrungen mit Hirudoid. Dtsch Med Wochenschr 79:372
Clifton EE (1954) Present status of therapeutic use of enzymes. Am J Med Sci 228:568
Dalicho WA (1956) Zervikale Osteochondrose und Röntgentherapie. Strahlentherapie 100:567–573
Dihlmann W (1983) Therapie mit ionisierenden Strahlen. Therapie der entzündlich-rheumatischen Krankheiten. Mediomed Ravensburg
Felgenhauer K (1987) Kernspintomographie, Indikationen bei ZNS-Erkrankungen. Dtsch Ärztebl 84/3:65–68
Fröhlich G (1974) Entzündungsbestrahlung. Med Klin 69:1607
Grebe L, Wiebe W (1950) Tabellen zur Dosierung von Röntgenstrahlen. Urban & Schwarzenberg, Berlin
Hartl W, Genth E (1983) Rheumatische Arthritis des Erwachsenen. In: Therapiehandbuch. Urban & Schwarzenberg, München Wien Baltimore, S 945
Hassenstein E et al. (1979) Die Strahlenbehandlung der PHS. Strahlentherapie 155
Heidrich H (1977) The effect of Actovegin on blood sugar and serum insulin. Metabol Nutr 5:179
Hentschler D, Kempel K, Schulze B, Maurer W (1971) Zur Pharmakokinetik von Aescin. Arzneimittelforschung 21:1682
Hess F, Scherer E (1986) Strahlentherapie gutartiger Erkrankungen. In: Scherer E (Hrsg) Strahlentherapie Springer, Berlin Heidelberg New York Tokyo
Hör G (1967) Zum derzeitigen Stand der Entzündungsbestrahlung durch Röntgenstrahlen. Fortschr Med 85:69
Horatz K (1955) Die Lokalanästhesie in der ärztlichen Praxis. Dtsch Med J 6:444
Hubmann W (1986) Medikamentöse Therapie bei Sportverletzungen. Medica, Düsseldorf
Hubmann W, Klümper A (1988) Medikamentöse Therapie von Sportverletzungen. Therapiewoche 38:1198–1900

Hübner KH (1985) Computertomographie des Körperstammes. Thieme, Stuttgart

Jaeger K-H, Leybold K, Mittenzwei H, Staudinger H, Waldstätten L v (1965) Die Förderung der Zellatmung durch einen Blutextrakt. Arzneimittelforschung 15:750–754

Jakoubkova J et al. (1961) Untersuchung über die Gonadenbelastung bei der Röntgentherapie nichttumoröser Erkrankungen. Strahlentherapie 116:148–151

Klümper A (1983) Über die Bedeutung von NeyChondrin und NeyArthros in der Sportmedizin. Therapiewoche 33:2627

Klümper A (1987) Muskulatur und Sehne. Konservative Therapie. Sporttraumatologisches Symposion, Stuttgart

Kuschinsky G, Lüllmann H, Peters T (1978) Antiphlogistische Therapie. In: Kurzes Lehrbuch der Pharmakologie und Toxikologie, 8. Aufl. Thieme, Stuttgart, S 294

Lang W (1977) Studies on the percutaneous absorption of ^{3}H-Aescin in pigs. Res Exp Med 169:175

Maier R, Wilhelmi G (1981) Spezielle pharmakologische Befunde. Vortrag: 15. Kongreß für Rheumatologie, Paris

Miehle W (1984) Spektrum der medikamentösen Therapie der Arthrose. Akt Rheumatol 9:72

Mumenthaler M (1982) Neurologie. Thieme, Stuttgart

Nüsslin F, Hassenstein E (1976) Die Gonadenbelastung bei der Therapie gutartiger Erkrankungen. Strahlentherapie 151:409–416

Portmann J (1983) Die Entzündungsbestrahlung. Münch Med Wochenschr 107:476–479

Przerwa M, Arnold M (1975) Untersuchungen zur Durchlässigkeit der Haut. Arzneimittelforschung 25:1048

Reichel WS (1949) Die Röntgentherapie des Schmerzes. Strahlentherapie 151:409–416

Schäfer H, Stüttgen G (1987) Penetration eines nicht steroidalen Antiphlogistikums in die menschliche Haut in vitro und in vivo. Arzneimittelforschung 28:1021

Schattenkirchner M (1986) Medikamentöse Therapie. In: Jäger/Wirth (Hrsg) Praxis der Orthopädie. Thieme, Stuttgart New York, S 196

Stender H St, Hillebrecht J (1961) Direkte und indirekte Beeinflussung lokaler Entzündung durch Röntgenbestrahlung. Strahlentherapie 116:148–151

Stüttgen G, Brüster H, Schulgen W (1962) Zum Nachweis lokaler und allgemeiner Wirkungen von Heparin bzw. Heparinoid-Salben. Arzneimittelforschung 12:723

Tronnier H, Econamou G, Herbert UH (1967) Experimentelle Untersuchungen über die Wirksamkeit einer perkutanen Therapie oberflächlicher posttraumatischer und postthrombotischer Zustände. Med Welt 52:3179

Uhlig G (1981) Schwellungsprophylaxe nach exogenem Trauma. Z Allgemeinmed 57:127

Vogel G, Marek M-L, Oertner R (1968) Zur Frage der Wertbestimmung antiexsudativ wirkender Pharmaka. Arzneimittelforschung 18:426

Weiss RF (1985) Aesculus hippocastanum, Roßkastanie. In: Lehrbuch der Phytotherapie, 6. Aufl. Hippokrates, Stuttgart, S 237

Wachsmann F, Drechsler G (1976) Kurven und Tabellen für die Radiologie. Springer, Berlin Heidelberg New York

Wolf M, Ramsberger K (1979) Enzymtherapie. Maudrich, Wien

Zipf HF, Wetzels E, Ludwig H, Friedrich M (1957) Allgemeine und lokale toxische Wirkungen von Dudecy- polyäthylenoxyd-aesthern. Arzneimittelforschung 7:162

Leistenschmerz – chirotherapeutische Gesichtspunkte

E. Frölich

Diagnostik

Durch Beschluß des Deutschen Ärztetages in Berlin im Mai 76 wurde die Zusatzbezeichnung „Chirotherapie" geschaffen, deren Führen Ärzten nach Erfüllung bestimmter Kriterien der Weiterbildungsordnung möglich ist.

Unter Chirotherapie verstehen wir eine ärztliche Leistung zur Erkennung und Behandlung reversibler Störungen des Bewegungsapparates, sowohl im Bereich der Extremitätengelenke als auch im Bereich der Gelenke der Wirbelsäule. Kenntnisse und Handgriffe dazu werden in insgesamt 252 Stunden in Kursen vermittelt, deren Schwerpunkt in praktischer Arbeit besteht.

Der interdisziplinäre Charakter der Chirotherapie erfordert es, daß unterschiedliche Aspekte, insbesondere anatomische, orthopädische und neurologische, berücksichtigt werden.

Im Zentrum der ärztlichen Bemühungen stehen Schmerz und Bewegungseinschränkung, beides wird vom Patienten für gewöhnlich gleichzeitig beklagt. Gelingt es nach Erheben von Anamnese und Befunden nicht, ein klares diagnostisches Bild zu erlangen, müssen andere Verfahren, z. B. radiologische, neurologische, otologische oder auch labortechnische hinzugezogen werden.

Unterschieden werden grundsätzlich manipulative und mobilisierende Techniken.

Bei der manipulativen Technik wird mit einem einmaligen Impuls von kurzer Zeitdauer, kleiner Kraft und kurzem Wege auf ein gestörtes Gelenk eingewirkt; diese Technik ist *ausschließlich* Ärzten vorbehalten.

Bei den mobilisierenden Techniken wird die Dehnung des Weichteilapparates der Gelenke – Muskulatur und Sehnen – angestrebt. Dieser Vorgang wird in einer Sitzung mehrfach wiederholt, er kann auch, nach entsprechender Ausbildung, an Krankengymnasten delegiert werden.

Im Zentrum der diagnostischen Einschätzung der Störung steht der Begriff der Blockierung. Die Blockierung eines Gelenkes ist gekennzeichnet durch eine zeitweilige *Hypomobilität,* begleitet von einem reflektorischen Hartspann der das Gelenk versorgenden Muskulatur. Der Schmerz tritt auf im Bereich des blockierten Gelenkes, aber auch ausstrahlend in weit entfernten Regionen. So kann bei Blockierung eines lumbalen Zwischenwirbelgelenkes der Schmerz bis zum Fuß ausstrahlen. Dabei zeigt der Schmerz keine kontinuierliche Ausbreitung, schmerzhafte Regionen wechseln mit schmerzfreien. Dieses Phänomen kennzeichnet den Schmerz bei einer Blockierung als ein *pseudoradikuläres* Ereignis. Störungen der Reflexe oder Atrophien der Muskulatur, wie sie kennzeichnend sind für ein *radikuläres* Geschehen, fehlen.

In geübter Hand ist die Chirotherapie damit für den Arzt eine äußerst risikoarme und nebenwirkungsfreie Therapieform. Sie erspart dem Patienten eine aufwendige technische und teure Diagnostik und schafft eine direkte Beziehung zwischen Arzt und Patient.

Lenden-Becken-Hüft-Region

LWS: Die Lendenwirbelsäule (LWS) als kürzester Abschnitt unserer Wirbelsäule, stark dynamisch und statisch belastet, ist häufiger Sitz von Gelenkblockierungen. Demzufolge ist der Lendenschmerz eine tägliches Ereignis in jeder ärztlichen Praxis, die sich mit dem Bewegungsapparat befaßt. Die LWS darf aber nicht als isoliertes Organ betrachtet werden, ihre innige anatomische Verbindung zum Sakrum, einem weiteren Teil der Wirbelsäule, führt dazu, daß kein LWS-Syndrom ohne ein begleitendes ISG-Syndrom besteht. Schmerz und Funktionsausfälle durch die LWS können jedoch so stark sein, daß die begleitende ISG-Problematik zunächst übersehen werden kann. Auch kann ein LWS-Syndrom sich spontan zurückbilden und das begleitende ISG-Syndrom dann die Führung übernehmen.

ISG: Die Iliosakralgelenke (ISG) haben, trotz ihrer nur geringen Beweglichkeit, eine hohe pathologische Potenz. ISG-Syndrome treten immer einseitig auf und sind röntgenologisch nicht zu erfassen.

Muskulatur: Bei Betrachtung der Lenden-Becken-Hüft-Region von *ventral* beherrscht ein *Muskel* die Szene: der M. iliopsoas. Er ist ein zweiteiliger Muskel, der sich aus dem medialen Anteil, dem M. psoas major, und einem lateralen Anteil, dem M. iliacus, zusammensetzt. Gelegentlich besteht als Varietät noch ein M. psoas minor. Der M. iliopsoas ist das starke Bindeglied zwischen der LWS, wo er entspringt, und dem knöchernen Becken, wenn wir seinen Ansatz in der Fossa iliaca betrachten. Er kann sogar als Vermittler zwischen

72   E. Frölich

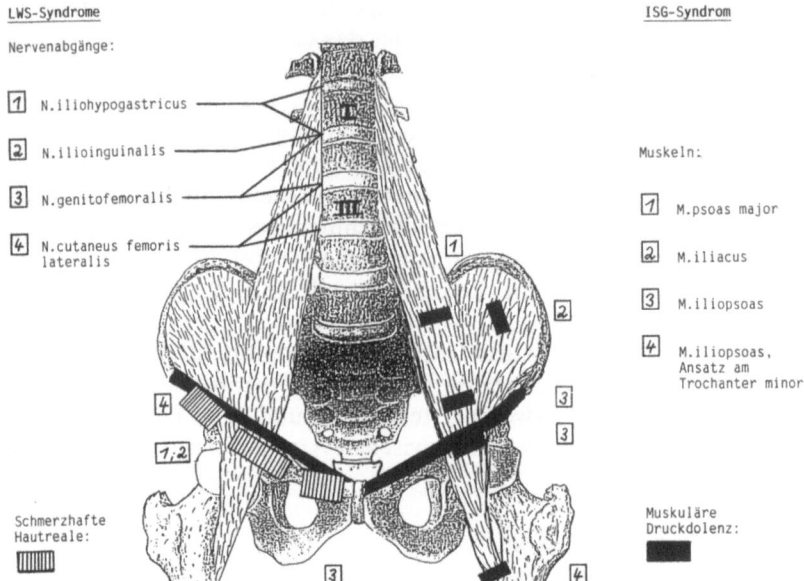

Abb. 1. Leistenschmerz

Thorax- und Abdominalraum gelten, da er bereits vom 12. Brustwirbel entspringt. Mit diesem Ansatz und Verlauf nimmt er *direkt* Einfluß auf das Bewegungsgeschehen des ISG. Dieses wird besonders deutlich, wenn der M. iliacus sogar Ansatz an der ventralen Fläche des Sakrums nimmt.

Neurologisch ist es nun von großer Bedeutung, daß im Ursprungsgebiet des M. psoas major an Brust- und Lendenwirbelsäule 4 lange Nerven die Wirbelsäule verlassen (Abb. 1):

1. N. iliohypogastricus (Segmente Th 12, L 1)
2. N. ilioinguinalis (Segment L 1)
3. N. genitofemoralis (Segmente L 1, L 2)
4. N. cutaneus femoris lateralis (Segmente L 2, L 3)

Auf die Rolle dieser 4 Nerven bei der Entstehung von Leistenschmerz wird später einzugehen sein.

LWS- und ISG-Syndrom

Häufigkeit: Die LWS-Syndrome überwiegen an Häufigkeit bei weitem die ISG-Syndrome. Vermutlich hat die erheblich höhere Beweglichkeit der LWS im Vergleich zu den ISG-Gelenken dafür die Verantwortung. Ensprechend dieser Beweglichkeit ist auch die spontane Remissionsrate wesentlich höher als beim ISG-Syndrom. Umgekehrt hält sich ein ISG-Syndrom wesentlich hartnäckiger und erfordert auch häufig den größeren therapeutischen Aufwand.

Klinik: Die Intensität der Schmerzen bei LWS- und ISG-Syndrom ist vergleichbar, sie hat ihren Niederschlag gefunden im Laienausdruck „Hexenschuß". Dieses Wort kennzeichnet das urplötzliche Auftreten dieser Schmerzen, auch soll wohl das Wort „Hexe" als Sinnbild einer bösen Frau die quälende Belästigung durch Stärke, Charakter und Ausdehnung der Schmerzen wiedergeben.

Für beide Syndrome jeweils unterschiedliche, spezifische Entstehungsmechanismen existieren nicht. Häufig gibt der Patient an, bei gebeugter Haltung und Anheben von blitzartigem Schmerz im Lenden-Gesäß-Bereich getroffen worden zu sein. Er habe in der gebeugten Haltung verharren müssen, unter Schweißausbruch sich abgestützt und bei Preßatmung ergebnislose Überlegungen angestellt, wie er sich nun aus dieser Situation befreien könne.

Bereits der *Fingerzeig* läßt eine nahezu sichere Differenzierung zwischen LWS- und ISG-Syndrom zu: Während der LWS-Syndrom-Patient seine ganze Hohlhand in Flanke oder Lende stemmt, um uns den Sitz der Schmerzen zu beschreiben, verweist für gewöhnlich der ISG-Syndrom-Patient mit dem überstreckten Daumen topographisch auf den Eingang in das ISG-Gelenk, oberer Pol. Dabei unternimmt er dann häufig noch Beckenbewegungen, um so auf die von der Stellung des knöchernen Beckens abhängige Verstärkung oder Abschwächung der Schmerzen hinweisen zu können.

Ein sicheres System der Diagnostik besteht in den sog. *Sell-Irritationspunkten,* benannt nach Dr. Karl Sell, dem Begründer einer der beiden seit 40 Jahren maßgeblichen ärztlichen Schulen für Chirotherapie in Deutschland.

Der *Sell-Irritationspunkt* für ein blockiertes LWS-Segment liegt paravertebral unter dem Querfortsatz des zugehörigen oberen Segmentpartners; er liegt dort in der autochthonen Rückenmuskulatur, die ja segmental gegliedert ist und verrät sich im positiven Fall durch einen erhöhten Gewebeturgor. Nimmt dieser Turgor nun bei der Überprüfung durch passive Rechtsrotation im fraglichen Segment zu, ergibt sich nach rechts die sog. *„gesperrte Richtung",* bei Drehung in die Gegenrichtung und Abnahme des Turgors die sog. *„freie Rich-*

tung". Auch kann durch passive Bewegung eine Förderung oder Abschwächung der Lendenlordose hervorgerufen und erneut der Wechsel im Turgor des Gewebes in Höhe des Irritationspunktes überprüft werden, einmal trifft man so auf einen *lordosierungsempfindlichen,* zum anderen auf einen *kyphosierungsempfindlichen* Prozeß. Freie Richtung und Flexionsempfindlichkeit haben dann später die entscheidende Bedeutung für den therapeutischen Impuls.

Beim ISG-Syndrom unterscheiden wir ein oberes und ein unteres Polgeschehen. Das obere Polgeschehen überwiegt bei weitem und soll deshalb hier ausschließlich abgehandelt werden.

Der Sell-Irritationspunkt für ein solches oberes Polgeschehen des ISG liegt ca. 5 Querfinger lateral von der Mittellinie und 5 Querfinger unterhalb des Crista iliaca im Bereich des M. glutaeus medius. Auch hier läßt sich durch provozierte Bewegungen im ISG eine Erweiterung der diagnostischen Aussagen vornehmen: Drücken wir z. B. beim Patienten in Bauchlage auf die rechte Sakrumhälfte und beobachten dabei einen Rückgang des Turgors des Gewebes am Ort des Irritationspunktes, dann sind wir berechtigt anzunehmen, daß das Sakrum rechts ventralisierungsempfindlich ist; läßt dabei jedoch Turgor und Schmerz nach, handelt es sich um eine dorsalisierungsempfindliche Situation. Üben wir bei gehaltenem Druck unseres palpierenden Fingers am Irritationspunkt einen Zug am gleichseitigen Bein aus, spricht eine Zunahme der Phänomene am Irritationspunkt für eine kaudalisierungsempfindliche, eine Abnahme der Phänomene jedoch für eine kranialisierungsempfindliche Situation. Auch diese Differenzierung hat entscheidenden Einfluß auf unser therapeutisches Vorgehen mittels Manipulations- oder Mobilisationstechniken des ISG.

Weitere diagnostische Zeichen und Verfahren für das ISG:

1. Glutäalrelief:
   a) Entrundung
   b) Tiefertreten
2. Grad der Außenrotation der Füße (in Bauchlage)
3. Irritationspunkt nach Sell
4. Druckdolenz des M. tensor fasciae latae, ansatznah
5. Dorsalisation des Sakrums?
6. Kaudalisation des Sakrums?
7. Federungstest
8. Mennell- Handgriff
   a) Mennell-Handgriff
   b) Mennell-Zeichen
   c) Patrick-Zeichen
   d) Dreistufentest

9. Spinetest
10. Vorlaufphänomen
11. Variable Beinlängendifferenz
12. Leistenschmerz
13. Druckdolenz Lig. iliolumbale
14. Anhocken
15. Stufenlagerung
16. Fingerzeig
17. Vorderes Spinazeichen

Leistenschmerz bei LWS- und ISG-Syndrom

Auch beim LWS-Syndrom ist das Symptom „Leistenschmerz" regelmäßig vorhanden. Die Entstehung des Leistenschmerzes beim LWS-Syndrom und beim ISG-Syndrom ist jedoch völlig unterschiedlicher Natur.

LWS-Syndrom: Auf entsprechenden Hinweis des Patienten nach Leistenschmerz zeigt die palpatorische Untersuchung eine hyperästhetische Hautzone unterhalb des Leistenbandes, die einmal punktförmig umschrieben, dann wiederum mehr lateral und im anderen Falle mehr medial zur Symphyse hin gelegen ist. Die oben beschriebenen anatomischen Lagebeziehungen zwischen LWS-Segmenten und den abgehenden langen Nerven machen nun klar, weshalb es bei einem Th 12- oder L 1-Syndrom zu einer pseudoradikulären Reizung des N. iliohypogastricus und/oder des N. ilioinguinalis und zu einer Schmerzzone unterhalb des Leistenbandes lateral kommt, bei Vorliegen jedoch eines L 1- oder L 2-Syndromes zur Reizung des N. genitofemoralis mit Ausbreitung der hyperästhetischen Hautzone unterhalb des Leistenbandes medial. Liegt jedoch ein L 2- oder L 3-Syndrom vor, kommt es zu einer solchen Reizung des N. cutaneus femoris lateralis, das Schmerzfeld ist dann eng umschrieben im lateralen Bereich des Leistenbandes selbst, ca. 2–3 Querfinger innerhalb der Spina iliaca anterior superior. Der Schmerz wird vom Patienten spontan angegeben, bei Palpation natürlich verstärkt, das Substrat dieses Schmerzes ist ein gereizter Nerv.

ISG-Syndrom: Seltener als beim LWS-Syndrom wird Spontanschmerz im Leistenbereich bei ISG-Syndrom angegeben, bei palpatorischer Untersuchung jedoch finden wir Schmerzen sowohl oberhalb des Leistenbandes, im Bereich des Leistenbandes und unterhalb des Leistenbandes, dort sogar bis zum Trochanter minor reichend, zusätzlich parallel zur LWS und in der Fossa iliaca. Diese Schmerz-

Tabelle 1. Leistenschmerz

	LWS-Syndrom	ISG-Syndrom
Klassifikation	Pseudoradikulär	Muskulärer Hypertonus
Qualität	Oberflächlich	Tief
Substrat	Neural	Muskulär
bei	Spontan	Druck
Topographie	Th XII, L I: *N. iliohypogastricus:* „infra"-inguinal, lateral	*M. iliopsoas:* „supra"-inguinal inguinal
	L I: *N. ilioinguinalis:* „infra"-inguinal, lateral	„infra"-inguinal (bis zum Trochanter minor)
	L I, L II: *N. genitofemoralis:* „infra"-inguinal, medial	
	L II, L III: *N. cutaneus femoris lateralis:* inguinal, lateral	

ausdehnung verweist auf das Substrat des Schmerzes: den M. iliopsoas. Seine Lage mit Brückenbildung zwischen LWS und Os ilium und Überkreuzen des ISG läßt ihn mit Hypertonus auf ein gleichseitiges ISG-Syndrom, z. B. durch eine Blockierung, antworten.

Zusammenfassung: Leistenschmerz tritt regelmäßig bei ISG- und LWS-Syndromen auf, beim ISG-Syndrom als Ausdruck eines muskulären Hypertonus des M. iliopsoas, daher im gesamten Verlauf dieses Muskels, sowohl LWS- nah als auch in der Fossa iliaca sowie oberhalb des Leistenbandes, im Bereich des Leistenbandes und unterhalb des Leistenbandes bis zum Trochanter minor reichend.

Beim LWS-Syndrom dagegen ist die Ursache des Leistenschmerzes eine pseudoradikuläre mit Reizung der Nerven, die im Bereich jeweils blockierter LWS-Segmente die Wirbelsäule verlassen, der Schmerz tritt dann in den unterschiedlichen Versorgungsgebieten der Nerven unterhalb des Leistenbandes, mehr medial oder lateral, auf (Tabelle 1).

Therapie

LWS-Blockierung

Nach den oben genannten diagnostischen Schritten bis zum Erkennen einer freien Richtung bei vorliegendem positivem Irritationspunkt besteht die Therapie in manipulativer Deblockierung des blockierten Gelenkes. Dazu liegt der Patient in entspannter Seitenlage und gebeugtem Hüft- und Kniegelenk des unten liegenden Beines, um so die Lordose der Lende abzuschwächen und die Freiheitsgrade der hinten liegenden Wirbelgelenke zu erhöhen. Durch verschiedene Angriffspunkte, Dornfortsatz oder Querfortsatz, wird jetzt die Kraft eines nach Zeit und Weg kurzen Impulses über das Os pisiforme, dem Daumenballen oder den Fingerhakelzug mit Zeige- und Mittelfinger auf das blockierte Segment übertragen. Mit dem typischen Knacklaut ist die Deblockierung erreicht, der reflektorische Muskelhartspann bricht zusammen, der Patient ist weitgehend vom Schmerz befreit und wieder beweglich. Auch ist seine Belastbarkeit bei Stand und Bewegung wieder gegeben.

ISG-Blockierung

Auch hier können wir eine freie Richtung von einer gesperrten Richtung des Sakrums gegenüber dem Ilium unterscheiden und uns therapeutisch danach richten. Die Therapie des ISG-Syndroms kann bei Bauch- oder Seitenlage des Patienten erfolgen; immer wird es darauf ankommen, die entsprechende Sakrumhälfte nach ventral oder dorsal zu befördern, um auf die jeweilige Dorsalisierungs- bzw. Ventralisierungsempfindlichkeit zu reagieren, in der anderen Ebene diese Sakrumhälfte nach kranial oder kaudal zu bewegen, um auf die Kaudalisierungs- bzw. Kranialisierungsempfindlichkeit zu antworten. Der typische chirotherapeutische Knacklaut tritt bei der Deblockierung eines ISG auffällig selten auf, nach der Deblockierung bricht das pseudoradikuläre Schmerzsyndrom zusammen, bei Schmerzarmut oder Schmerzfreiheit ist nahezu die volle Beweglichkeit und Belastbarkeit wieder erreicht.

Bei Kontrolle der vorher hyperästhetischen Hautzonen im Bereich des Leistenbandes beim LWS-Syndrom und des druckschmerzhaften Muskelhartspannes ober- und unterhalb des Leistenbandes beim ISG-Syndrom als Ausdruck des Hypertonus des M. iliopsoas sind diese Schmerzphänomene nach Deblockierung gewichen.

Zusatztherapie

Insbesondere bei ISG-Syndromen machen häufig Ligamentosen schmerzhafter Art eine Zusatztherapie nicht gerade notwendig, aber häufig empfehlenswert: Die Infiltration z. B. des Lig. iliolumbale, das regelmäßig auf der Seite der Blockierung eines ISG mit Spontan- und Druckschmerz reagiert.

Führt ein Lumbalsyndrom (L2, 3) zu einer pseudoradikulären Reizung des N. cutaneus femoris lateralis, kann die Infiltration des Durchtritts dieses Nervs im Bereich des Lig. inguinale, aber auch seines Verlaufs entlang der Fossa iliaca, sehr zweckmäßig sein.

Ergebnisse der operativen Therapie der Sportlerleiste – eine prospektive Studie an 50 Patienten

W. Franz und W. Overbeck

Die Grundlagen für die operative Therapie der Sportlerleiste ergaben sich aus klinischen Erfahrungen und Operationsergebnissen seit 1968. In einer ausführlichen Arbeit haben wir 1989 die Ergebnisse bei 350 Patienten zusammengefaßt. Eine prospektive Studie an 50 Patienten in den Jahren 1989 und 1990 soll weiteren Aufschluß über den Wert der operativen Therapie geben.

Nur bei Beachtung aller Kriterien der Differentialdiagnose und der Indikationsstellung kann der Sportlerleiste Eigenständigkeit zugebilligt werden. Wenn man die Auswahl der zu operierenden Sportler sorgfältig trifft, bestätigen die Ergebnisse die jahrelang von uns vertretene Ansicht, daß von der drohenden und der kompletten Leistenhernie die Sportlerleiste als eigenes Beschwerdebild abgegrenzt werden kann. Die Operationstechnik entspricht dann im wesentlichen der Technik bei der Korrektur von Leistenhernien.

Die sog. Sportlerleiste ist sowohl im Hinblick auf die Diagnose als auch auf die Therapie nicht mehr umstritten.

In unserem Haus wurde in der Vergangenheit eine große Zahl von Sportlern aller Leistungsbereiche mit Leistenbeschwerden operativ behandelt. Ziel der vorliegenden Arbeit war es, die Ergebnisse der von uns praktizierten operativen Therapie und die Merkmale unseres Patientenkollektivs zu erfassen und zu analysieren.

Methode

Die Untersuchung wurde als prospektive Studie angelegt. Ab Juni 1989 wurde jeder Patient, der im Klinikum Kaiserslautern wegen der Diagnose „Sportlerleiste" operiert wurde, erfaßt. Bis Oktober 1990 gelangten dadurch 50 Patienten in Folge in die Dokumentation. Die Diagnose Sportlerleiste wurde gestellt, wenn zum einen über Leistenbeschwerden bei der Sportausübung geklagt wurde und zum anderen ein pathologischer Tastbefund in der Leistenregion zu erheben war. Andere Ursachen für Leistenbeschwerden wurden ausgeschlossen.

Im Studienprotokoll wurden das Alter des Patienten, die ausgeübte Sportart, die Beschwerdedauer und der präoperative Befund festgehalten. Der intraoperative Befund wurde ebenfalls notiert.

Die Leistenregion wurde in allen Fällen sorgfältig intraoperativ revidiert und anschließend eine plastische Verstärkung der Leistenkanalhinterwand modifiziert nach Bassini durchgeführt.

In 3 Fällen wurde in gleicher Sitzung eine Tendotomie der Adduktoren durchgeführt. 2 Jahre nach der Operation wurden die Patienten mittels eines Fragebogens nach dem Ergebnis befragt.

Ergebnisse

Das Durchschnittsalter der durchweg männlichen Patienten betrug 25 Jahre. In der überwiegenden Mehrzahl wurde als Sportart Fußball ausgeübt. Je 3 Patienten betrieben Rad- oder Laufsport, 2 spielten Tennis, Schwimmen, Hockey, Judo und Bodybuilding kamen jeweils einmal vor. Von den Fußballspielern waren 2 Nationalspieler, 7 spielten in der Bundesliga oder einer ausländischen ersten Liga.

Die Beschwerdedauer war bei 22 Patienten unter 3 Monaten, bei 19 zwischen 3 Monaten und 1 Jahr, bei 9 Patienten darüber.

Bei der klinischen Untersuchung, die bei allen Patienten von dem gleichen Untersucher durchgeführt wurde, fand sich in 42 Fällen ein Druckschmerz im Bereich des äußeren Leistenringes.

Bei 35 Patienten war eine Lücke im Bereich des äußeren Leistenringes tastbar, bei 28 Patienten bestand Druckschmerz im Bereich des Symphysenperiostes. In 16 Fällen war ein positiver Hustenanprall gegen den untersuchenden Finger zu verzeichnen.

Intraoperativ fand sich im Bereich des Hesselbach-Dreiecks an der Leistenkanalhinterwand in 14 Fällen eine Vorwölbung, in 18 Fällen eine sichtbare Lücke und in 24 Fällen eine 2–3 cm große tastbare Lücke. Lediglich in einem Fall war hier keine Schwachstelle nachweisbar. In einem Fall zeigte sich der N. iliotinguinalis mit der Externusfaszie verbacken.

Der postoperative Heilungsverlauf war in allen Fällen unkompliziert, es traten lediglich 2 leichtere Wundheilungsstörungen auf. Die Patienten erhielten ein spezielles Schema für das Aufbautraining, welches nach 6 Wochen die Vollbelastung ohne Einschränkung gestattete.

Im Nachuntersuchungsbogen gaben 10 Patienten an, daß sie innerhalb von 8 Wochen postoperativ die volle Belastbarkeit erreichten, 19 bis zur 12. Woche und 12 Patienten bis zur 16. Woche.

29 der nachuntersuchten Patienten gaben die präoperativ geklagten Beschwerden als nicht mehr vorhanden an. 12 Patienten bezeich-

neten die Beschwerden als gebessert. In 3 Fällen waren die Beschwerden unverändert, eine Verschlechterung kam nicht vor.

Die Einschätzung des Therapieerfolges durch die Patienten sah wie folgt aus:

Sehr zufrieden: 30 Patienten
Mit Einschränkung zufrieden: 11 Patienten
Unzufrieden: 3 Patienten

Diskussion

Das Ziel dieser Studie war es, die von uns subjektiv als erfolgreich betrachtete operative Therapie der Sportlerleiste einer objektiven Prüfung durch eine kontrollierte Studie zu unterziehen.

In unserer Abteilung wurden in der Vergangenheit ca. 500 Patienten unter der Diagnose Sportlerleiste operiert. In diese Studie wurden 50 Patienten in fortlaufender Reihe aufgenommen und prä- und intraoperativ vom gleichen Untersucher untersucht, sowie 2 Jahre nach der Operation mittels Fragebogen nach dem Ergebnis befragt. Das Durchschnittsalter von 25 Jahren entspricht etwa dem Höhepunkt der sportlichen Aktivität. Degenerative Prozesse sind in diesem Alter eher unwahrscheinlich.

Die weitaus am häufigsten betriebene Sportart war Fußball, was unsere Ansicht nach zwei Gründe hat:

Einerseits ist es die am weitesten verbreitete Sportart in unserem Land. Andererseits erfordert das Fußballspiel mit typischen Bewegungen wie Sprint, schneller Antritt, Grätschbewegungen und Ballschuß einen prädestinierenden Bewegungsablauf für die Entstehung von Leistenbeschwerden bei entsprechender Disposition. Die durchschnittliche Beschwerdedauer war bei unseren Patienten relativ kurz, was dadurch zu erklären ist, daß die Spieler hauptsächlich aus hohen Spielklassen stammten. In diesem Umfeld ist anders als beim Amateur- und Freizeitsportler eine rasche und forcierte Abklärung und Behandlung von Beschwerden üblich. Nach der Definition von Hollmann befanden sich in unserem Kollektiv 9 Hochleistungs- und 30 Leistungssportler.

Anamnestisch klagten alle Patienten anfangs über ziehende Schmerzen in der Leiste nach Sportausübung, später auch über Leistenschmerz beim Sport. In einigen fortgeschrittenen Fällen bestanden sogar Beschwerden bei normaler Alltagsbelastung.

Führende Symptome bei der klinischen Untersuchung sind offensichtlich der Druckschmerz im äußeren Leistenring, die tastbare Lücke im Bereich des Leistenkanals sowie ein Druckschmerz im

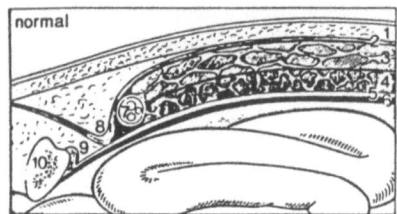
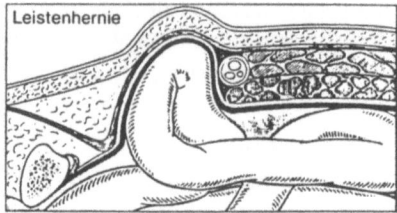

Abb. 1. Situation der Leistenregion im Querschnitt. (Aus: Schumpelick et al. 1986)

Symphysenbereich. Ein positiver Hustenanprall zeigte sich lediglich in 16 der 50 Fälle. Außer dem Lokalbefund in der Leiste wurde der Trainingszustand und die Dehnbarkeit der Muskulatur, die Funktion der Hüftgelenke, der LWS und der Ileosakralgelenke untersucht. Bei den hier untersuchten Patienten fanden sich in diesen Bereichen wenig Besonderheiten, da es sich bei diesem Kollektiv in der Regel um Zuweisungen von Spezialisten handelte, die bereits vordiagnostiziert und daher selektiert waren.

Es ist jedoch u. E. außerordenlich wichtig, vor der Stellung der Diagnose „Sportlerleiste" andere Ursache, v. a. Störungen der Statik des Bewegungsapparates, auszuschließen.

Eine Indikation zur operativen Therapie sehen wir beim gleichzeitigen Vorliegen folgender Punkte:

Wiederholtes Auftreten von Schmerzen in der Leiste, positiver Tastbefund, Ausschluß anderer Ursachen und Versagen einer konservativen Therapie.

Intraoperativ wurde das Hauptaugenmerk auf die Leistenkanalhinterwand zwischen Leistenband, Symphyse und Rand des M. oli-

⎯⎯⎯⎯⎯⎯⎯⎯⎯⎯⎯⎯⎯⎯⎯⎯⎯⎯⎯⎯⎯⎯⎯⎯⎯⎯⎯⎯⎯⎯⎯➤

Abb. 2. Leistenhernie, Operation nach Bassini: Im Abstand von 6–10 mm erfolgen nach lateral etwa 6–7 Nähte, die bis zum inneren Leistenring gelegt und mit Klemmen fixiert werden. Bei jedem Stich ist die Dreischichtigkeit der kranialen Bauchdecke zu berücksichtigen. Der N. ilihypogastricus sollte geschont werden (*1* M. obliquus internus abdominis, *2* M. transversus abdominis, *3* Fascie transversalis, *4* Lig. inguinale). (Aus: Kremer et al. 1994)

Abb. 3. Leistenhernie, Operation nach Bassini: Die Nähte werden medial beginnend nach lateral geknotet. Hierbei sollte das Gewebe ohne Spannung adaptiert werden. Bei zu starker Nahtspannung ist eine Entladungsinzision an der Rektusscheide vorzunehmen. Zu beachten ist, daß der neugebildete innere Leistenring für den Durchtritt des Samenstrangs weit genug sein muß. Die Fingerspitze des Kleinfingers oder ein Hegar-Stift 11,5 hat sich zur Standardisierung bewährt (*1* M. obliquus internus abdomninis, *2* Lig. inguinale, *3* Anulus inguinalis profundus). (Aus: Kremer et al. 1994)

Ergebnisse der operativen Therapie der Sportlerleiste 83

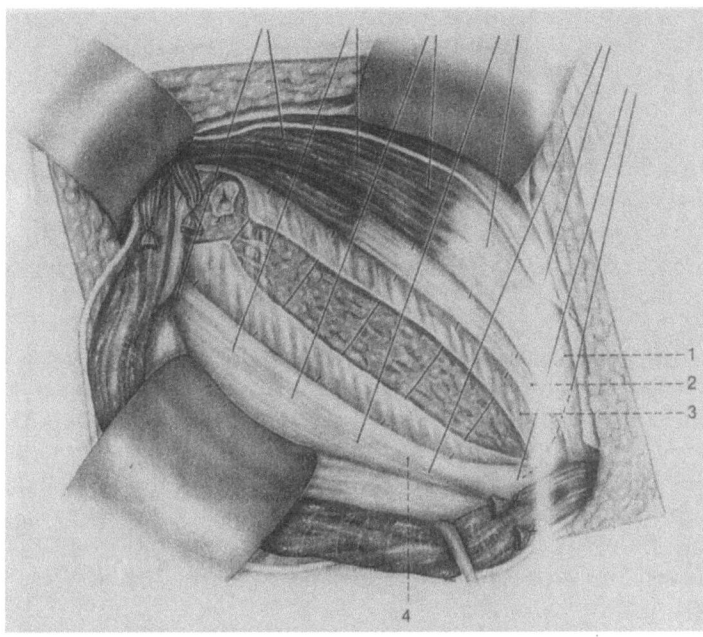

Abb. 2

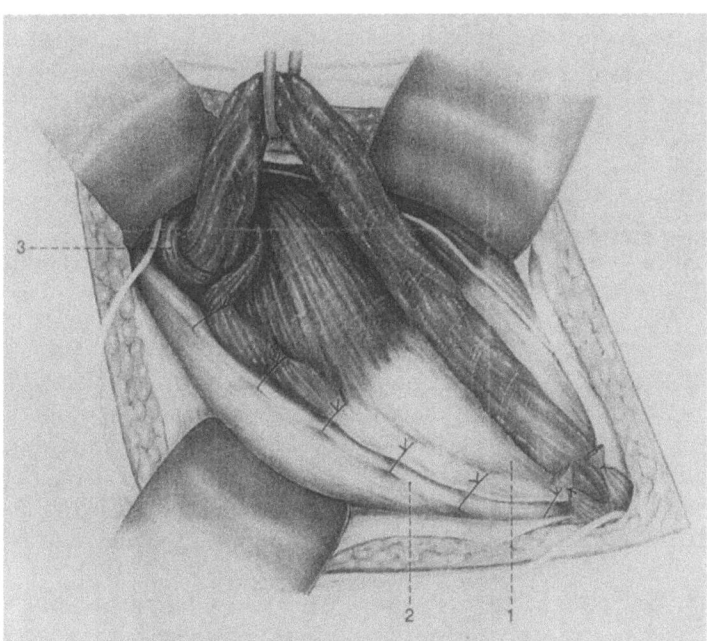

Abb. 3

quus abdominis internus, dem sog. Hesselbach-Dreieck, gerichtet. Hier fand sich in fast allen Fällen eine Lücke, bei einigen Patienten sogar eine Vorwölbung, so daß man von einer beginnenden medialen Leistenhernie sprechen kann. Die geklagten Beschwerden lassen sich so erklären, daß es aufgrund dieser Lücke bei der Sportausübung zu einer Scherbewegung zwischen Leistenband und Internusrand mit nachfolgendem peritonealen Reiz kommt (Abb. 1).

Bei der Operation wird diese Lücke mittels mehrerer tiefgreifender Nähte zwischen Internusrand und Leistenband verschlossen. Die medial gelegene Naht wird durch das Symphysenperiost gestochen (Abb. 2 und 3).

In der Nachbehandlung wird auch hier wie bei vielen anderen Operationen auf eine Frühmobilisation des Patienten großer Wert gelegt. Die Patienten durften in der 1. Woche postoperativ bereits Beweglichkeitstraining ohne Beteiligung der Leistenregion durchführen. In der 2. Woche war Krafttraining unter Aussparung der Hüft- und Oberschenkelmuskulatur erlaubt. Ab der 3. Woche konnte mit Lauftraining begonnen weden, das in der Folge zunehmend gesteigert wurde. Vollbelastung war, wie bereits erwähnt, frühestens 6 Wochen postoperativ erlaubt.

In jüngster Zeit und nach Abschluß dieser Studie sind wir dazu übergegangen, unsere Operationstechnik dahingehend zu variieren, daß wir jetzt die von Shouldice beschriebene Methode anwenden. Der Vorteil dieser Technik liegt bei der Sportlerleiste darin, daß eine wesentlich kürzere Rehabilitationsdauer erforderlich ist. Im allgemeinen erlauben wir den Patienten bereits nach 2 Wochen postoperativ wieder die volle sportliche Belastung.

An unserer Nachuntersuchung 2 Jahre postoperativ beteiligten sich 44 der 50 in der Studie befindlichen Patienten. Dies ist eine hohe Rücklaufquote, wenn man bedenkt, daß sich in dem Kollektiv 3 Ausländer befanden und daß bei diesen Patienten infolge des jungen Alters und der sportlichen Aktivität in einer hohen Leistungsklasse eine hohe Mobilität vorherrscht.

Die subjektive Bewertung des Ergebnisses durch den Patienten ist für die Bewertung des Therapieerfolges sicherlich das wichtigste Kriterium. 41 der 50 Patienten (d. h. mehr als $^3/_4$), bezeichnen die Beschwerden als nicht mehr vorhanden oder gebessert. 30 Patienten äußerten sich als sehr zufrieden, 11 waren mit Einschränkungen zufrieden. In Anbetracht der Tatsache, daß unsere Patienten bereits eine Vielzahl von frustanen Behandlungen ihrer geklagten Beschwerden hinter sich hatten, ist dieses Operationsergebnis sehr zufriedenstellend.

Wir halten daher – eine korrekte Indikationsstellung vorausgesetzt – die operative Therapie der Sportlerleiste, wie sie hier dargelegt wurde, für eine angemessene und effektive Therapie dieses Beschwerdebildes, zumal es sich um ein sehr komplikationsarmes Verfahren handelt.

Literatur

Krejci V, Koch P (1976) Muskelverletzungen und Tendopathien der Sportler. Thieme, Stuttgart

Kremer K, Lierse W, Platzer W, Schreiber HW, Weller S (Hrsg) (1994) Chirurgische Operationslehre, Bd 7, Teil 1. Thieme, Stuttgart New York

Markau H (1985) Die inguinalen Schmerzsyndrome. Hamb Ärztebl 39:113

Overbeck W (1977) Revision des Leistenkanals bei Hochleistungssportlern. Vortrag, 120. Tagung der Vereinigung Nordwestdeutscher Chirurgen

Overbeck W (1987) „Sportlerleiste" bei Hochleistungssport – Berufserkrankung? Unfallfolgen? In: 50. Jahrestagung der Deutschen Gesellschaft für Unfallheilkunde. Springer, Berlin Heidelberg New York Tokyo (Hefte zur Unfallheilkunde, H 189)

Overbeck W (1989) Die schmerzhafte Leiste bei Sportlern. Chirurg 60:756

Puhl W (1988) Verletzungen und Schäden der Muskulatur und deren Ansätze. Chirurg 59:697

Schumpelick V, Bleese NM, Mommsen U (Hrsg) (1986) Chirurgie. Enke, Stuttgart

Schwemmle K (1981) Schmerzzustände im Bereich von Leiste und Hüfte aus chirurgischer Sicht. Chirurg 52:353

Chronischer Leistenschmerz nach Shouldice-Reparation primärer Leistenhernien

D. Kupczyk-Joeris, H. W. Ch. Töns, V. M. Rötzscher und V. Schumpelick

Einleitung

Nahezu alle beschriebenen Leistenhernienreparationstechniken sind mit der postoperativen Komplikation des chronischen Leistenschmerzes belastet. Nach Bassini-Reparation finden sich Periostschmerzen am Tuberculum pubicum beim Mitfassen dieser Struktur in die erste Naht. Leistenschmerzen durch Entrappment des N. iliohypogastricus treten infolge von Operationsmethoden auf, die eine Entlastungsinzision erforderlich machen (Wantz 1984). Schmerzen im Versorgungsgebiet des N. ilioinguinalis sind eine gut beschriebene Komplikation und leicht vermeidbar durch subtile Präparation dieses Nervs, wenn sein anatomischer Verlauf nicht von seiner Lage unter der Externusaponeurose abweicht. Bei 35% der Patienten verläuft dieser Nerv allerdings atypisch (Gilbert 1979) und begleitet den Samenstrang; dann kann er verletzt oder in die Reparation mitaufgenommen werden.

Unsere besondere Aufmerksamkeit gilt dem R. genitalis des N. genitofemoralis (Harms et al. 1984), dessen Rolle im Rahmen des chronischen Leistenschmerzes nach Inguinalhernienreparation bisher unterschätzt wurde. Sein anatomischer Verlauf findet sich im lateralen Kremasterzügel, in den er in der Nähe des inneren Leistenringes eintritt, oder er verläuft lateral des Kremaster am Boden des Recessus piriformis Madden.

Die Shouldice-Technik ist der goldene Standard der Leistenhernienreparation (Iles 1965; Lichtenstein et al. 1988; Moosman u. Oelrich 1977; Pollack u. Nybus 1983). Komplikationsraten um 10% und eine Inzidenz des chronischen Leistenschmerzes von bis zu 5% veranlaßten uns, technische Möglichkeiten zur Reduktion der frühpostoperativen Komplikationen und des chronischen Leistenschmerzes zu suchen, bei gleicher Effizienz bezüglich der Rezidiventstehung (Berliner et al. 1978; Kupczyk-Joeris et al. 1989; Lichtenstein et al. 1988; Wantz 1984).

Patienten und Methode

Bei 613 Reparationen primärer Leistenhernien verwandten wir zwei unterschiedliche Präparationstechniken im Rahmen der Shouldice-Reparation mit der Absicht, die unterschiedlichen Techniken auf die Rate postoperativer Komplikationen, insbesondere im Hinblick auf die Häufigkeit des chronischen Leistenschmerzes, zu untersuchen.

In einer ersten Untersuchungsphase führten wir eine prospektive, kontrollierte Bicenterstudie durch, mit der Frage, ob ein Verzicht auf die Resektion des M. cremaster sinnvoll ist.

In einer zweiten Phase unserer Untersuchung unternahmen wir den Versuch, Inzidenz und Intensität des postoperativen chronischen Leistenschmerzes zu senken, indem wir den N. genitalis des N. genitofemoralis bewußt aufsuchten und in aller Regel erhielten.

Erste Phase

390 Patienten (Gruppe I und II) mit primärer Leistenhernie wurden in ein prospektives Studienprotokoll aufgenommen. Ausschlußkriterien waren bekannte Gerinnungsstörungen und Notfalleingriffe bei inkarzerierter Leistenhernie.

Die Randomisierung erfolgte durch die zufällige Verteilung der Patienten auf zwei in die Untersuchung einbezogene chirurgische Kliniken (Chirurgische Klinik der RWTH Aachen und Elisabeth-Hospital Essen).

Elisabeth-Hospital Essen: n = 153 (Gruppe I), Durchschnittsalter 54,7 Jahre (21–87 Jahre).

RWTH Aachen: n = 237 (Gruppe II), Durchschnittsalter 52,6 Jahre (18–92 Jahre).

Die Tabelle 1 gibt die betroffene Körperseite und den Hernientyp der behandelten Leistenhernie wieder.

Die präoperative Vorbereitung der Patienten, chirurgische Taktik und Technik, postoperative Nachsorge sowie die Nachuntersuchung erfolgten gemäß einem standardisierten Studienprotokoll.

In einem präoperativen Fragebogen wurden die Patientenstammdaten erfaßt, unter Dokumentation von Risikofaktoren und bestehenden Symptomen.

Die Form der Anästhesie war Allgemeinnarkose bei 65,3% aller Operationen, Lokalanästhesie bei 15,8%, Spinal- und Periduralanästhesie bei 18,9%.

Das operative Vorgehen wurde anhand festgelegter Operationsschritte standardisiert. Die Operateure wurden anhand von Videofilmen und gegenseitiger Assistenz mit der jeweiligen Methode vertraut

Tabelle 1. Leistenlokalisation und Hernientyp

	n	Rechts	Links	Indirekt	Direkt	Kombiniert
Gruppe I	153	96	57	74	54	25
Gruppe II	237	135	102	124	42	71
Gruppe III	223	137	86	114	62	47
Gesamt	613	368	245	312	158	143

gemacht. Der Ausbildungsstand der Operateure ging in die Untersuchung ein. In Essen entfielen 88 Operationen (57,5%) auf den Chef und Ober- oder Fachärzte, 47 Operationen (30,7%) auf Chirurgen mit der Ausbildung mit mehr als 3 Jahren Erfahrung, und 18 Operationen (11,8%) auf Chirurgen mit weniger als 3 Jahren Erfahrung.

Die entsprechenden Zahlen in Aachen waren n = 168 (70,9%), n = 52 (21,9%) und n = 17 (7,2%). Alle Chirurgen in der Ausbildung führten die Operation aus unter Assistenz eines erfahrenen Chirurgen. Die Operationstechnik war wie folgt standardisiert:

Präparation: Quere Hautinzision, Eröffnung der Externusaponeurose am äußeren Leistenring, Inspektion des N. ilioinguinalis, Längsspaltung des M. cremaster und, falls in Aachen durchgeführt, Resektion des M. cremaster. Ligatur der Muskelstümpfe (Polyglycolsäure der Stärke 2×0). Fortsetzung der Präparation bis zur V-förmigen Teilung von Ductus deferens und Vasa spermatica tief im inneren Leistenring. Resektion präperitonealer Schrittmacherlipome, hohe indirekte Bruchsackpräparation, Resektion des Bruchsackes unter dem Niveau der Fascia transversalis.

Reparation: Inzision der Fascia transversalis, Resektion ausgedünnter Anteile der Fascia transversalis, Transversalisfasziendoppelung fortlaufend (Nahtmaterial nichtresorbierbares monofiles Fadenmaterial in dieser Studie der Stärke 2×0). 2reihige fortlaufende Muskelnaht, Reposition des Samenstranges, fortlaufender Verschluß der Externusaponeurose, Redon-Drainage, Hautverschluß.

Postoperative Nachsorge: Frühmobilisation, Low-dose-Heparinisierung, Entlassung im Mittel nach 6,3 Tagen an der RWTH Aachen, nach 8,7 Tagen im Elisabeth-Hospital Essen. Dokumentation des Heilungsverlaufes, Befragung über körperliche Schonung, zum Sexualleben, zur Darmfunktion, Wundschmerz usw.

Nachuntersuchungskonzept: Nachuntersuchungstermin 12 Monate postoperativ einschließlich standardisierter Befragung, klinischer Untersuchung, inguinaler Sonographie sowie Doppler-Sonographie der Hodendurchblutung (Kupczyk-Joeris et al. 1989) durch 2 unabhängige Untersucher. Rezidive wurden klinisch und sonographisch erfaßt, bei Zeichen des chronischen Leistenschmerzes Objektivierung des Befundes durch Infiltration der Schmerzen mit einem Lokalanästhetikum. Die Diagnose eines chronischen Leistenschmerzes wurde gestellt, wenn sich unter dieser Infiltration die Schmerzen zurückgebildet hatten. Patienten mit nicht schmerzhaften Hyp- oder Anästhesien wurden ebenfalls dokumentiert, aber nicht als chronischer Leistenschmerz interpretiert.

Zweite Phase

Die zweite Untersuchungsphase umfaßte 223 Patienten (Gruppe III), die in eine ebenfalls prospektive Studie aufgenommen wurden. Alle Patienten dieser Gruppe wurden in der Chirurgischen Klinik an der RWTH Aachen wegen primärer Leistenhernie operiert (Tabelle 1). Durchschnittsalter 53,7 Jahre (16–89 Jahre). Tabelle 1 gibt die Seitenlokalisation und den Hernientyp wieder. Die Form der Anästhesie war in 72,7% Intubationsnarkose, in 15,3% eine Lokalanästhesie und in 12% eine rückenmarksnahe Form der Anästhesie. Operateur war in n = 154 (69,1%) der Chef oder Facharzt, in n = 32 (14,3%) Chirurgen in der Ausbildung mit mehr als 3 Jahren Erfahrung, und in n = 37 (16,6%) Chirurgen in der Ausbildung mit weniger als 3 Jahren Erfahrung. Die Operationstaktik entsprach der oben beschriebenen mit einer Änderung: Vor der Kremasterresektion wurde der R. genitalis des N. genitofemoralis subtil präpariert. Bestand aufgrund des anatomischen Verlaufs die Gefahr der Affektion dieses Nervenastes bei Ligatur des lateralen Kremasterstumpfes, wurde der Nerv so weit laterokranial wie möglich durchtrennt und reseziert. Die verbliebenen Nervenenden wurden elektrokoaguliert und mit 3×0–PGS ligiert (Untergruppe III A). Ansonsten wurde der Nervenast geschont (Untergruppe III B).

Nachuntersuchung: Im Rahmen der jährlichen Nachuntersuchung wurden 576 von 613 Hernienreparationen, d.h. 93,9%, nachuntersucht. Nur 11,1% (n = 64/576) dieser Nachuntersuchungen erfolgten mittels Fragebogen oder telefonisch. Alle übrigen wurden persönlich nachuntersucht (Tabelle 2). Die Nachuntersuchung fand im Mittel 16,9 Monate (12–26 Monate) nach der Operation statt.

Tabelle 2. Nachuntersuchung

	Gruppe I n = 153	Gruppe II n = 237	Gruppe III n = 213	Gesamt n = 613
Nachuntersuchung	146	198	168	512
Fragebogen	7	18	39	64
Reoperation	4	1	2	7
Nachuntersuchungsquote	100%	91,1%	92,8%	93,9%
Zeitraum zwischen Operation und Nachuntersuchungstermin (Monate)	17,2 (12–26)	16,8 (12–25)	16,4 (12–24)	

Tabelle 3. Frühpostoperative Komplikationen (n = 613)

	Gruppe I	Gruppe II	Gruppe III
Hämatom	9 (5,8%)	6 (2,5%)	8 (3,6%)
Infektion	6 (3,9%)	4 (1,6%)	5 (2,2%)
Isch. Orchitis	4 (2,6%)	3 (1,2%)	2 (0,9%)
Gesamt	19 (12,4%)	13 (5,5%)	15 (6,7%)

Ergebnisse

Die Rate der frühpostoperativen Komplikationen unterschied sich in den 3 Kollektiven nicht signifikant (Tabelle 3). Weder die Kremasterresektion, noch die Präparation des R. genitalis führte zum Anstieg der frühpostoperativen Komplikationen. Ein den Patienten subjektiv belastender chronischer Leistenschmerz fand sich in der Gruppe mit Kremasterresektion in 4,2% (9/216) und nur in 1,9% in der Gruppe ohne Kremasterresektion. In der Gruppe III, d. h. bei den Reparationen, in denen der R. genitalis besondere Beachtung fand, konnte die Rate des chronischen Leistenschmerzes auf 1,4% (n = 3/207) gesenkt werden (Tabelle 4).

Bezüglich objektivierbarer Sensibilitätsstörungen fand sich die höchste Rate in Gruppe III mit 10,1% (n = 21/207). Nach Differenzierung in die Untergruppen III A, in der der R. genitalis reseziert wurde, und III B mit Schonung dieses Nervenastes, konnten wir feststellen, daß 80% der Patienten mit Sensibilitätsstörungen der Untergruppe

Tabelle 4. Langzeitergebnisse

	Gruppe I	Gruppe II	Gruppe III
Hodenatrophie	2 (1,3%)	1 (0,5%)	1 (0,5%)
Sensibilitätsstörung	8 (5,2%)	11 (5,0%)	21 (10,1%)
Chronischer Leistenschmerz	3 (2,0%)	9 (4,2%)	3 (1,4%)
Positiver Kremasterreflex	126 (82,4%)	107 (49,5%)	86 (41,5%)
Direkte Rezidive	0	1 (0,5%)	2 (0,96%)
Indirekte Rezidive	4 (2,6%)	0	0
Gesamtrezidive	4 (2,6%)	1 (0,5%)	2 (0,96%)

Tabelle 5. Ergebnisse in Gruppe III

	Gruppe III A: Resezierter R. Genitalis n = 54 (24,2%)	Gruppe III B: Präparierter R. genitalis n = 164 (75,1%)	Gruppe III: Gesamt n = 223
Frühpostoperative Komplikationen			
Hämatom	2 (3,7%)	6 (3,6%)	8 (3,6%)
Infekt	2 (3,7%)	3 (1,8%)	5 (2,2%)
Isch. Orchitis	1 (1,8%)	1 (0,6%)	2 (0,9%)
Gesamt	5 (9,2%)	10 (5,9%)	15 (6,7%)
Langzeitergebnisse	n = 49 (23,7%)	n = 158 (76,3%)	n = 207
Hodenatrophie	0	1 (0,6%)	1 (0,4%)
Sensibilitätsstörung	17 (31,5%)	4 (2,4%)	21 (9,4%)
Chronischer Leistenschmerz	0	3 (1,8%)	3 (1,3%)
Positiver Kremasterreflex	0	86 (50,9%)	86 (41,5%)
Rezidivrate	0	2 (1,2%)	2 (0,96%)

III A zuzuordnen waren (Tabelle 5). Allerdings entwickelte keiner der Patienten der Subgruppe III A die Symptome eines chronischen Leistenschmerzes.

Die 3 Patienten mit nach 12 Monaten auftretendem chronischem Leistenschmerz gehörten der Untergruppe III B an.

Ein normaler Kremasterreflex war in 45,6% auslösbar (n = 193/423) bei den persönlich nachuntersuchten Reparationen. Dies muß als Hinweis darauf gewertet werden, daß der distale Kremasterstumpf eine ausreichende Verankerung im umgebenden Gewebe finden kann, um seine Funktion wieder aufzunehmen.

Die Rezidivrate war in Gruppe I 2,6% (n = 4/153), d. h. ohne Kremasterresektion. Bei der Reoperation waren alle diese Rezidive indirekte Rezidive.

Im Kollektiv mit normaler Kremasterresektion (Gruppe II) betrug die Rezidivrate 0,5% (n = 1/216), in der Gruppe III, mit besonderer Beachtung des R. genitalis, betrug die Rezidivrate 0,96% (n = 2/207) (Tabelle 4). Bei der Reoperation fand sich jeweils eine direkte Rezidivhernie in Gruppe II und III.

Diskussion

Der chronische Leistenschmerz nach Inguinalhernienreparation kann durch Infiltration der Leistenregion mit einem Lokalanästhetikum verifiziert werden. Ein schmerzfreier, mit der Wirkdauer des Lokalanästhetikums korrespondierender Zeitraum ist pathognomonisch für eine Irritation der inguinalen sensiblen Nervenäste.

Diese Methode erlaubt jedoch keine Differenzierung des betroffenen Nervenastes. Wenn der Schmerzcharakter und das Schmerzausmaß eine zusätzliche operative Therapie rechtfertigt, sollte eine paravertebrale Blockierung des Lumbalplexus in Erwägung gezogen werden (Harms et al. 1984; Kupczyk-Joeris et al. 1989; Schumpelick 1987).

Die Rate des chronischen Leistenschmerzes nach Shouldice-Reparationen kann gesenkt werden durch Verzicht auf die Kremasterresektion und durch subtile Präparation des R. genitalis des N. genitofemoralis und, wenn nötig, seine Resektion.

Der Verzicht auf die Kremasterresektion ist jedoch nicht ratsam, dies begründet sich in der signifikanten Steigerung der Rezidivrate (2,6% in Grupp I und 0,5% in Gruppe III). Diese höhere Rezidivrate, v. a. indirekter Rezidive, spiegelt die vergleichsweise gestörte Übersicht am inneren Leistenring bei belastendem Kremaster wider (Glassow 1973; Kupczyk-Joeris et al. 1989; Moosman u. Oelrich 1977).

Sinnvoll ist es, den R. genitalis in der Tiefe des inneren Leistenringes darzustellen und ihn bei Gefahr seiner Aufnahme in die Ligatur des laterokranialen Kremasterstumpfes zu resezieren. Hierdurch kann die Inzidenz des chronischen Leistenschmerzes ohne Einfluß auf die Rate frühpostoperativer Komplikationen und auf die Rezidivrate auf unter 2% gesenkt werden. Eine extraperitoneale Neurotomie des R. genitalis sollte nur bei Entrappmentsyndrom durchgeführt werden (Kupczyk-Joeris et al. 1989; Schumpelick 1987).

Die Durchtrennung des R. genitalis im kraniolateralen Anteil des inneren Leistenringes während der Reparation primärer Leistenhernien ist als Präventivmaßnahme zur Verhütung des chronischen Leistenschmerzes anzusehen. Wir fanden keine Beschwerden nach dieser Resektion, die auf ein Neurom des resezierten Nervenastes im inneren Leistenring zurückzuführen wären.

Zusammenfassung

Bei 613 Patienten nach Shouldice-Reparationen wurde das Auftreten eines chronischen Leistenschmerzes retrospektiv analysiert.

Die wichtigste intraoperative Maßnahme zur Reduktion der Inzidenz dieser unangenehmen, spätpostoperativen Komplikation ist die Respektierung des R. genitalis des N. genitofemoralis bei der Kremasterresektion. Der Nervenast verläuft im lateralen Kremasterzügel und muß separiert oder - im Ausnahmefall - reseziert werden. Durch dieses Vorgehen kann die Inzidenz inguinaler Schmerzsyndrome nach Shouldice-Reparation auf unter 2% reduziert werden, ohne Einfluß auf die Rate frühpostoperativer Komplikationen (6,7%) oder auf die Rezidivrate (0,96%).

Bei Verzicht auf die Kremasterresektion sind im Hinblick auf den chronischen Leistenschmerz gleich gute Ergebnisse zu erzielen, allerdings führt dies durch die eingeschränkte Übersicht am inneren Leistenring zu einer höheren Rezidivrate.

Literatur

Berliner S, Burson L, Katz P, Wise L (1978) An anterior transversalis fascia repair for adult inguinal hernias. Am J Surg 135:633

Gilbert AI (1979) Inguinal herniorrhaphy: Reduced morbidity, recurrences, and costs. South Med J 72:831

Glassow F (1973) The surgical repair of inguinal and femoral hernias. Can Med Assoc J 108:308

Harms BA, DeHaas DR, Starling JR (1984) Diagnosis and management of genitofemoral neuralgia. Arch Surg 119:339

Iles JDH (1965) Specialization in elective herniorrhaphy. Lancet 751

Kupczyk-Joeris D, Kalb A, Hofer M et al. (1989) Doppler-Sonographie der Hodendurchblutung nach Leistenhernienreparation. Chirurg 60:536

Lichtenstein IL, Shulman AG, Amid PK, Montllor MM (1988) Cause and prevention of postherniorrhaphy neuralgia: A proposed protocol for treatment. Am J Surg 155:786

Moosman DA, Oelrich TM (1977) Prevention of accidental trauma of the ilioinguinal nerve during inguinal herniorrhyphy. Am J Surg 133:146

Pollack R, Nyhus LM (1983) Complications of groin hernia repair. Surg Clin North Am 63:1363
Schumpelick V (1987) Hernien. Enke, Stuttgart
Wantz GE (1984) Complications of inguinal hernia repair. Surg Clin North Am 64:287

MIX
Papier aus verantwortungsvollen Quellen
Paper from responsible sources
FSC® C105338

If you have any concerns about our products,
you can contact us on
ProductSafety@springernature.com

In case Publisher is established outside the EU,
the EU authorized representative is:
**Springer Nature Customer Service Center GmbH
Europaplatz 3, 69115 Heidelberg, Germany**

Printed by Libri Plureos GmbH
in Hamburg, Germany